科研论文绘图指南

● 陈兴栋 张铁军 刘振球 编著

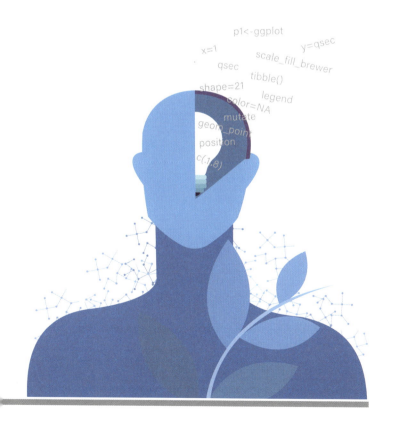

复旦大学 出版社

前　　言

如何写好科研论文是现如今所有科研人员都无法绕开的一个话题。有过科研论文写作和发表经验的同学都知道,大多数情况下,科研论文都是由以下几大部分构成,即正文(标题、作者、单位、摘要、前言、方法、结果等)、表格、插图以及附录信息。作为论文的主体部分之一,插图一直以来并未受到足够的重视。很多人认为只要自己的创意足够新颖,文章语言优美,实验操作规范,结果表述合理,那么文章就一定会被高影响力的期刊所收录。其实不然,想要将自己的科研成果发表在高影响力的期刊上,必须每一点都要做到尽善尽美(至少在作者手上的时候,必须确保这篇论文已达到最佳状态)。这就要求论文不仅在文字部分要达到逻辑连贯、有头有尾、语句通顺、无明显语法错误,论文中的图表也必须以最恰当、简洁且优美的形式展现出来。

所谓"恰当",简单来说,是指以合适的图形类型展示数据,比如对于同一套数据,可以选择条形图、克利夫兰点图等不同的形式来呈现;所谓"简洁",是指图形所展示的信息不要过于复杂,以至于让编辑和审稿人阅读困难,难以在第一时间获取有效的信息;所谓"优美",则是指图形的整体呈现状态优美,无论是整体构图,还是散点的大小、颜色、形状、线条的颜色、粗细、坐标轴的标签大小、角度等,细节上都要做到优美二字,让读者一眼看上去觉得赏心悦目。

要实现上述几点并不简单,因此需要不断地在实践中积累经验。但也并非很难,借助实用的工具,利用丰富的网络资源,可以实现我们想要的结果。在本书中,笔者将为大家全面系统地介绍 R 语言中的 ggplot2 包,以及一些基于 ggplot2 开发的 R 包,让大家能够了解在不同的数据场景下,R 语言数据可视化的强大功能。在此需要提醒读者,本教程并非 R 语言的入门教程,而是《R 语言与医学统计图形》的延续和扩充。因此对很多常见的函数用法,文中并不会做过多的介绍。还有一点，如果把教程中的代码整块照抄，不一定完全适用于你的数据。读者在阅读的时候，如果觉得有障碍，可以暂且放下，去找一本 R 语言入门的书籍看一看。学习切忌求快，想要真正掌握一项技能，还是需要从零做起，扎扎实实地打好基础。

在正文开始之前，请容许我们致谢以 Hadley Wickham、Claus Wilke、余光创等为代表的 R 语言先驱和前辈。正是由于他们的智慧，R 语言才能蓬勃发展，才能让我们使用如此便捷又强大的工具。本书汇集了许多优秀的代码作者的成果，在此一并表示致谢。感谢国家自然科学基金（82122060，82204125）的支持。感谢复旦大学蒋伟同学在代码排版上的协助。

本书内容遵循从实际数据出发的原则，所有的图形绘制均来自真实科研世界中的科学问题，比如如何进行连续型单变量绘图、如何将相关系数进行可视化等。全书总体分为四部分：第一部分简单介绍了科研论文绘图的要点与原则，并对 ggplot2 包的基本原理与架构进行了阐释；第二部分关注的是连续型变量的绘图方法；第三部分则关注离散变量，一些其他类型的图形也穿插其中；第四部分介绍了一些针对图形的修饰，包括图形细节、拼接以及图形格式和分辨率等。由于笔者能力有限，书中难免有疏漏错误之处，恳请各位前辈、老师以及同学批评指正。来信请发送至 zhenqiuliu@fudan.edu.cn。谢谢！

本书行文力求简洁明了、通俗易懂、轻松活泼，能让读者在学习技能知识的同时，体验代码与科研结合的乐趣。下面让我们扬帆起航，进入 ggplot2 的神奇世界吧！

陈兴栋　张铁军　刘振球
2024 年 1 月
于复旦大学人类表型组研究院

目　　录

第1章　科研论文绘图的基本原则 ———————————————— 001
　1.1　为什么科研论文要有插图 ———————————————— 001
　1.2　高水平的科研论文插图有何特点 ———————————— 002
　1.3　如何绘制一张"配得上高水平期刊"的插图 ———————— 004

第2章　ggplot2的绘图原理 ———————————————————— 006
　2.1　散点图的表面构成元素 ————————————————— 006
　2.2　散点图的底层构成元素 ————————————————— 009

第3章　基于连续型变量的图形绘制 ——————————————— 014
　3.1　科研论文图形概览 ——————————————————— 014
　3.2　单个连续型变量的分布展示 ——————————————— 015
　3.3　两个连续型变量相关关系可视化 ————————————— 020
　　3.3.1　又见散点图 ——————————————————— 020
　　3.3.2　散点图的颜色 —————————————————— 026
　3.4　改变散点大小——泡泡图 ———————————————— 031
　3.5　大型数据分布展示——二维密度图 ———————————— 034
　3.6　散点与密度曲线组合图 ————————————————— 036
　3.7　多个连续型变量分布——山峦图 ————————————— 037
　3.8　连续型变量相关矩阵可视化 ——————————————— 040
　3.9　连续型变量趋势变化图 ————————————————— 043

3.9.1 线图 ———————————————————— 043
3.9.2 配对坡度图 ———————————————— 046
3.9.3 面积图 ———————————————————— 050
3.9.4 平滑曲线 ———————————————— 053
3.9.5 生存曲线 ———————————————— 056
3.10 三个连续型变量的三元相图 ———————— 058
3.11 雷达图 ———————————————————— 062

第4章 基于离散变量的图形绘制 ———————————— 066
4.1 离散变量数据构成可视化 ———————————— 066
4.1.1 饼图、戒指图、玫瑰图与华夫饼图 ———— 066
4.1.2 方格树图和系统树图 ———————————— 075
4.2 离散变量数据分布可视化 ———————————— 080
4.2.1 单组条形图及其变形 ———————————— 080
4.2.2 多组条形图及其变形 ———————————— 091
4.2.3 人口金字塔 ———————————————— 097
4.2.4 复杂排列条形图 ———————————— 100
4.2.5 误差条图 ———————————————— 102
4.3 离散变量数据相关可视化 ———————————— 105
4.4 热图 ———————————————————————— 108

第5章 其他常见图形绘制 ———————————————— 114
5.1 文字标签的使用 ———————————————— 114
5.2 标注统计信息 ———————————————— 121
5.3 seqlogo 与进化树 ———————————————— 128
5.3.1 seqlogo ———————————————————— 128
5.3.2 进化树 ———————————————————— 133
5.4 和弦图 ———————————————————— 142

第 6 章 图形配色方案 —— 148

6.1 离散色 —— 149
6.2 连续色 —— 154
6.3 配色网站的使用 —— 157

第 7 章 主题选择与整体布局 —— 159

7.1 背景选择 —— 159
7.2 图例位置 —— 163
7.3 多面板图 —— 168
7.4 元素大小 —— 171

第 8 章 其他图形细节修饰 —— 174

第 9 章 图形拼接与导出 —— 179

9.1 利用 cowplot 包进行图形对齐与拼接 —— 179
9.2 利用 patchwork 包进行图形拼接 —— 186
9.3 高质量图形的导出 —— 190

第 1 章　科研论文绘图的基本原则

科研论文为什么要有插图？看起来，这似乎是一个"不太成熟"的问题，至少问出来显得不那么专业，不像一个"久经沙场"的人该问的问题。不过，即便如此，我们还是要来考虑一下这个问题。

1.1　为什么科研论文要有插图

笔者在阅读论文的时候，有个习惯，就是在看完标题和摘要后，第一时间就去找这篇文章的插图，看看插图传达出了什么重要的信息。如果插图"很烂"，比如字体大小和图形元素比例不协调、颜色搭配不当，以及信息冗余杂乱等，都会降低我们对这篇文章的阅读欲望，减少对这篇文章的好感，即便它发表在还不错的期刊上。同理，当论文到了编辑或者审稿人手里，待遇也是相似的，因为编辑和审稿人的本质身份也是一名读者。假如一篇文章连篇累牍全是密密麻麻的文字，偶尔插入几个冗长的表格，这种文章通常很难受到读者青睐；相应的，发表和被引用的概率也会降低。

插图是反映文中主要信息最有力的工具。从作者的角度来讲，一张好的插图，不仅能够准确地传达出文章的主要结论，而且还能抓住编辑和审稿人的眼球，让其"欲罢不能、回味无穷"。从读者的角度来讲，阅读一张清晰明了的插图，能够快速地把握文章的核心内容，胜过阅读几十行说明文字；而且好的插图让人赏心悦目、心悦诚服，进而提高文章的引用量。从编辑和审稿人的角度来看，精美的插图能够直观地反映文章的主要内容，反映作者的态度，使其更易理解文章内容。"好马配好鞍"，高质量的插图才符合高水平期刊的要求。举例来说，国际两大综合期刊 *Nature* 和 *Science*，生物领域的顶级期刊 *Cell* 及其旗下的一系列子刊，插图几乎贯穿全文，而表格往往只会出现在附件之中；

医学领域的综合性顶级期刊(如 *NEJM*、柳叶刀系列、*JAMA* 系列、*BMJ*、《内科学年鉴》等)以及一些专科顶级期刊(如肝病领域的 *Journal of Hepatology* 和心血管疾病领域的 *Circulation* 等),很少见到没有插图只有表格的论文,且这些期刊的论文插图风格较为统一,自成一派。这种规律在其他学科的期刊上也是成立的。总的来说,越是有影响力的期刊,插图越精美(影响因子与插图的"颜值"成正比)。当然也有例外,但假如你不能保证自己能成为那个例外,那就不要有这个想法。

1.2 高水平的科研论文插图有何特点

上文说到,期刊的水平和质量与论文插图的"颜值"几乎成正比。那么,高水平的论文插图有什么特点呢?或者说有什么值得我们借鉴的地方呢?这值得我们思考和总结。此处我们仅仅讨论统计图形,即通过一组数据产生的、能够反映某些统计学指标信息的图形。信号通路图、生物模式图、实验结果图(如细胞荧光照片)以及流程图不在讨论范围之内。

数据是多种多样的,因此插图的类型也是多种多样的。常见的插图类型有散点图、条形图、线图、直方图、盒形图、热图和地图等,以及这些常见图形的组合,比如散点图和线图的组合(图1-1)。当然,也有一些推陈出新的图形,还没形成统一的名称。

以图1-1为例。这4幅插图分别选自 *The Lancet*、*JAMA*、*BMJ* 以及 *NEJM*。从整体来看,这4幅插图的构造都比较简单:左上角的图是由散点和error bar(又称误差条图)组成;左边中间的图是分组盒形图;左边下方的图是森林图;右边的图是配对散点图,也叫斜坡图。这些插图展示的信息清楚、结构单一,除森林图外,其余3幅图都是由横纵坐标轴、图形主体元素(如散点)、图例以及不同位置的标签构成的,没有特别复杂的内容。森林图展示的信息稍微复杂一点,它更类似于一张表格,但是其在医学期刊中很常见。图形上元素的颜色搭配也比较讲究(虽然这很有可能是杂志的图形编辑完成的),基本上见不到大红大绿,整体以冷色调为主,尤其以 *JAMA* 插图为代表。此外,图形上的元素,比如散点和条柱的大小比例适宜,没有出现过多的空白或者图形过于拥挤的现象。在 *JAMA* 插图和 *NEJM* 插图中,我们还看到了淡色的背

第1章 科研论文绘图的基本原则

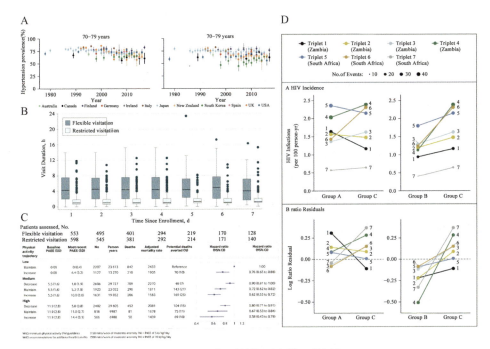

图1-1 顶级科技期刊中常见的插图

引自:NCD Risk Factor Collaboration(NCD-RisC). Long-term and recent trends in hypertension awareness, treatment, and control in 12 high-income countries: an analysis of 123 nationally representative surveys [J]. Lancet, 2019, 394(10199): 639-651. (A图); ROSA R G, FALAVIGNA M, da SILVA D B, et al. Effect of flexible family visitation on delirium among patients in the intensive care unit: the ICU visits randomized clinical trial [J]. JAMA, 2019, 322 (3): 216-228. (B图); MOK A, KHAW K T, LUBEN R, et al. Physical activity trajectories and mortality: population based cohort study [J]. BMJ, 2019, 365: l2323. (C图); HAYES R J, DONNELL D, FLOYD S, et al. Effect of universal testing and treatment on HIV incidence—HPTN 071 (PopART) [J]. N Engl J Med, 2019, 381(3): 207-218. (D图)

景线条,它们有助于快速获取图形信息。

总结来说,高水平的科技期刊插图有以下几个特点:

(1)插图形式丰富,但是选择的表现形式一定是合适的。

(2)插图信息直观,每张图通常最多反映2~3个信息。

(3)颜色、形状、大小等元素属性使用合理(不同的期刊通常有各自喜好的颜色搭配)。

(4)图形整体布局合理,没有过多的空白,也不会过于拥挤。

(5)在必要的位置添加辅助线和标签帮助阅读。

1.3 如何绘制一张"配得上高水平期刊"的插图

插图的门道如此之多,那么如何绘制出一张能够配得上这些"牛刊"的插图呢?显然,这是一个难以一概而论的问题,很难用几句话说清楚,否则这本书也就没有存在的必要了。简单来说,需要做到以下几点。

(1) 充分理解自己的数据。这要求我们除了了解数据对应的专业背景知识外,还需要知道数据中变量是何种类型,是连续型、离散型、计数型,还是字符串?对于连续型变量,它的取值范围是多少?是否服从某种分布?对于分类变量,它的分类水平有哪些?各自的频率是多少?变量中是否存在缺失值和异常值?了解这些有助于我们选择合适的数据表现形式。当然,这对我们的数据清洗和预处理提出了要求。因为从工作一线收集上来的数据通常难以直接用于后续的分析和绘图。

(2) 善于绘制草图。绘制草图是一个思维凝练的过程。即便你画的草图不及幼儿园大班的水平,但这有助于你理解数据,构思图形的整体和细节。

(3) 懂得投其所好。选定目标期刊后,尽量了解其插图的基本风格,包括配色偏好、图形格式要求、分辨率要求等。以 *Nature* 为例,根据杂志官网的投稿指南,杂志要求:①插图使用具有对比度的颜色(便于图形阅读),但是不推荐使用红绿搭配(照顾色盲读者);②避免使用背景阴影和阴影图案;③同一张插图中的不同板块,用"a""b"等小写字母进行区分;④推荐使用矢量文件,可接受的插图格式包括 ai、eps、pdf、ps、svg 等,可接受的位图格式包括 tiff、jpeg 和 png,以及完全可编辑的 ppt 格式;⑤位图的分辨率应该在 300 dpi 以上;⑥不常用的名词应该写全称,或者在图例中定义;⑦使用逗号对千以上的数字进行千位标示。*Nature* 杂志对于论文插图的要求虽然烦琐,但包容性也较大,而其他杂志,插图要求可能会更加苛刻一些。比如,肝病学期刊 *Hepatology*,仅仅接受 eps 和 tiff 格式的插图,而老牌流行病学期刊 *American Journal of Epidemiology* 则不接受彩图。

(4) 掌握一种优秀的绘图工具。工欲善其事,必先利其器,这是完成你脑海中"蓝图"的必由之路。目前,科研工作中常用的绘图工具很多,从事基础和临床医学的科研人员通常选择 SPSS、graphPad 或 Origin;数学和计算机领域的科研人员可能更倾向于 SAS、MATLAB、Python 和 R 语言。这些工具各有所长，但是难以否认的一点是，就绘图而言，R 语言是它们中的佼佼者，以 ggplot2 为代表的 R 语言绘图流几乎已经成为了业界公认的标杆。

"纸上得来终觉浅，绝知此事要躬行"。理论内容说得再好，归根结底还是要回到实践中去。上面所说的 4 点，至少前两点是没有教程能够完全教会你的，需要日常的积累和沉淀；但是后面两点相对而言简单一些，也是本书要重点关注的内容。还在等什么呢？让我们一起摸着石头过河吧。

第 2 章　ggplot2 的绘图原理

2.1　散点图的表面构成元素

"问渠哪得清如许,为有源头活水来"。ggplot2 不仅是一个被广泛使用的绘图工具包,同时也是一个完整的绘图生态。要使用 ggplot2 进行图形绘制,就必须先对其基本的绘图原理有所了解,才能做到灵活运用。即便不是太明白其底层的原理,读者也至少要搞清楚 ggplot2 里面到底由哪些元素组成,每一部分所发挥的功能是什么。笔者以下面这张散点图为例,为大家进行讲解(code 2-1;图 2-1)。

```
1   # code 2-1
2   # install.packages(c('tidyverse','ggsci'))
3   library(tidyverse)
4   library(ggsci)
5   # mtcars 是 R 语言内置数据集,可通过 View()函数查看
6   ggplot(mtcars,aes(mpg,qsec,color= factor(cyl)))+
7     geom_point(size= 3,alpha= .6)+
8     theme_bw()+
9     scale_color_lancet()+
10    scale_x_continuous()+
11    scale_y_continuous()
```

图 2-1 展示的是一张非常常见的散点图。笔者在图中做了很多数字标记,对这种图进行了元素的分割。虽然看起来有些凌乱,但是有助于读者的理解。我们从元素①到⑦依次为大家进行讲解。

元素①是最底层的画布,它是由 ggplot() 函数完成的。该函数中如果什么参数都不放,也能呈现出一张灰色的画布。当然,此处我们的目的是在这个

第 2 章　ggplot2 的绘图原理

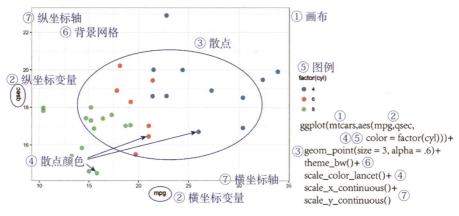

图 2-1　散点图的构成与解析

画布上绘制来自 mtcars 这个数据集的数据。元素②是图形的横、纵坐标，此处分别是 mpg 和 qsec 变量。显然，这两个变量都来自 mtcars 这个数据集（这是 R 语言的内置数据集，无须进行任何操作就可以使用这个数据），且都是连续型变量。元素①和元素②构成了图形最基本、最底层的部分[此处请读者尝试运行代码"ggplot(mtcars，aes(mpg，qsec))"]。元素③是图形中的散点，由 geom_point()函数完成，我们通常称出现在图形内部的元素为"几何对象"，比如此处的散点，还有常见的条柱、线条等。换句话说，就是你用什么形式展示你的数据（当然，虽然几何对象有很多，但是并非所有的几何对象都适用于所有类型的数据）；至于 geom_point()函数中的"size＝3，alpha＝0.6"，这是控制点的基本属性参数，比如此处的大小和透明度。元素④是散点的颜色，这是 ggplot2 中最难理解的一个部分，即"变量映射"。其实，图形的横纵坐标变量也属于"变量映射"范畴，但是好歹能在图形的 X 轴和 Y 轴上看到对应的变量名，理解起来直观一些。此处的散点颜色也是"变量映射"的结果，它是由哪个变量映射出来的呢？不难发现，我们看到了代码 color＝factor(cyl)。简单来说，就是把 cyl 这个变量因子化（或者叫离散化、分类化；cyl 取值为 4、6、8，虽为数值，但其本质却仍是分类变量），然后再用不同的颜色表示这个分类变量的不同分类水平。由于此处 cyl 变量有 3 个分类水平，所以我们看到了 3 种不同的颜色。默认情况下，这 3 种颜色是红、绿、蓝。但为什么此处看到的不是红、绿、蓝呢？那是因为我们使用了 scale_color_lancet()函数，让散点呈现出

The Lancet 杂志风格的颜色了(该函数来自于 ggsci 包)。颜色的变换是标度函数的功能。它的作用是在变量映射完成之后,对图形上的基本元素进行修饰。上图中的元素⑦,即横、纵坐标轴,包括坐标轴上的刻度、刻度标签等,它们是由 mpg 和 qsec 变量映射得到的,也可以用标度函数进行修饰。但是一定要牢记一点:标度函数是"装修工",它盖不了房子,它只能等房子盖好后,进去干点刷墙涂料的活,属于精细活。元素⑤是图例,大家可以看到我们的代码中并没有出现任何跟图例(legend)有关的字眼。这是因为在我们进行 cyl 变量映射的时候,ggplot2 会默认生成一个对应的图例,用来标识不同颜色的散点对应什么分类水平。所以,我们可以把它看作是变量映射的产物。元素⑥是背景网格,这是由 theme_bw()函数完成的,即主题函数。此处的主题并非指图形的标题(title),而是图形的整体风格。ggplot2 及其扩展包,比如 ggthemr、ggthemes 中都提供了很多主题函数以供选择。这些函数构成了 ggplot2 的主题系统。

说到这里,读者脑海中至少要有这样一种概念——对于一幅最简单的散点图,其基本的构成元素必须有以下 4 种:①绘图数据;②画布[由 ggplot()函数完成];③映射的变量[由 aes()函数完成];④几何对象[由 geom_point()函数完成]。即对于这幅简单的图,你的代码至少需要包含以下 4 个部分:

```
ggplot(mtcars)+
  geom_point(aes(mpg,qsec))
```

不过有一点需要跟大家说明一下,除了铺画布必须是在第一步操作之外,变量映射和绘制几何对象可以同步完成,比如上述代码中所展示的那样。

至于其他的元素,可以选择默认设置。那么,由此可推理出,ggplot2 的基本构成至少有以下 4 种:①变量映射系统;②几何对象系统;③标度系统;④主题系统。简单来说,这 4 个系统各司其职,紧密配合。变量映射系统决定哪些变量出现在画布上,不管是以什么方式出现,比如 mpg 变量以横坐标的方式出现,而 cyl 变量以散点颜色的方式出现。总而言之,变量映射,映射的一定是当前数据集中的某个变量,而不是其他东西。当然也有例外,比如可以映射数据的内置属性,density 或者 level,但是代码的写法有些不同,比如,fill=..density..(读者也可以大胆尝试一下映射其他内容,比如 fill='red');几何对象系统决定出现在画布上的变量以什么形式呈现,是散点、线条、条柱,还是其他形式?上述两个系统是建筑工,用于建设"毛坯房"。"毛坯房"盖好后,标度系统就来干"装修"了,它决定你的散点颜色是用什么色系,你的横坐标的刻度是以 5 进行分隔,还是以 10 进行分隔……主题系统可以决定"装修"风格,也可以决定横纵坐标的刻度标签的大小、颜色,图例出现的位置等一些更细致的细节修饰。至于其他的内容,比如数据变换系统、坐标系投影系统、分面系统,即便暂时不了解,也没什么太大的关系。

2.2 散点图的底层构成元素

上文只是借助一张散点图为大家介绍了 ggplot2 的构成部分,读者心中可能还有疑惑:这幅散点图到底是怎么"炼成"的? 在接下来的内容里,将为大家进一步介绍 ggplot2 的绘图原理。还是以上述的 mtcars 数据集为例。这一节大家将要了解到的重要概念包括"整洁数据"和"图层叠加"。

统计图形来源于数据,这是亘古不变的道理。没有人可以凭空造出一幅统计图出来,即便造出来了,图形也是毫无意义的。对于科研论文更是如此,本着科学严谨的态度,我们放在论文中的插图,不是为了向编辑和审稿人炫耀你的绘图技巧,而是为了准确地传达出文中一大段文字才能表达出的意思,即所谓的"一图胜千言"。而这些插图,必然是来自于你所获得的数据。因此,在此必须提醒各位读者,绘图之前,除了掌握必要的绘图技能,更重要的是必须要对自己的数据有充分的了解。

何谓"充分的了解"? 笔者认为对数据的了解至少需包括以下几点:①数据集包含几个变量,多少观测(即几行几列);②这些变量中,哪些是分类变量,哪些是连续型变量,而哪些是字符串变量,每个变量对应什么含义;③对于分类变量,其分类水平有几种;④对于连续型变量,其取值范围是多少;⑤变量中是否存在缺失值和异常值;⑥数据结构是长型还是宽型。

在上面这段简短的文字中,涉及了很多名词,比如分类变量、分类水平及长型数据。在此只对长型数据和宽型数据进行解释,对其他名词,读者可自行查阅相关资料。

长型数据和宽型数据对于 ggplot2 来说是十分重要的概念。在 R 语言的世界里,存在两种最主要的数据结构类型,即长型和宽型(现实世界中存在的数据结构类型不胜枚举,都是属于需要"清洗"的数据,不在此书内容论述的范围之内,请参阅《R 语言与数据清洗》)。长型数据,顾名思义,看起来比较长;宽型数据看起来比较宽。这么解释好像很敷衍,但确实是这么回事。我们来看个例子。

表 2-1 展示的是一个宽型数据。

表 2-1 常见的宽型数据结构

姓名	年龄/岁	性别	收缩压 1/mmHg	收缩压 2/mmHg	收缩压 3/mmHg
张三	76	男	176	170	167
李四	72	男	196	187	172
王五	67	女	188	180	171
赵六	59	女	187	183	182

表 2-1 中一共展示了 6 个变量(即 6 列),其中第 4 到第 6 个变量分别表示不同观测对象在第 1 周、第 2 周和第 3 周测得的收缩压数值。这个数据看起来非常"干净整洁",但是很不幸,在 ggplot2 的世界中,这种数据多数情况下是无效的。ggplot2 的代码作者 Hadley 认为,只有"整洁数据"(tidy data)才可用于绘图。而表 2-1 中展示的这种宽型数据不属于他所定义的"整洁数据"类型。因为第 4 个变量到第 6 个变量展示的内容其实是一致的,都是血压的数值,应该属于 1 个变量,而非 3 个。所以,他认为这种宽型数据应该在绘图之前转换成长型数据,如表 2-2 所示。

表 2-2 常见的长型数据结构

姓名	年龄/岁	性别	收缩压/mmHg	测量时间/周
张三	76	男	176	Week1
张三	76	男	170	Week2
张三	76	男	167	Week3
李四	72	男	196	Week1
李四	72	男	187	Week2
李四	72	男	172	Week3

因为篇幅有限,剩余 2 个观测(王五和赵六)的数据就不展示了。

表 2-2 现在只有 5 个变量,后两个变量是由表 2-1 中的第 4 到第 6 个变量变换得到的。现在,每个变量都表示独一无二的含义,不存在任何含义重叠。这就是所谓的"长型数据"(从结构上看,确实变长了)。

当数据被整理成"长型"的格式后,绘图之旅才正式开始。code 2-2 展示了该数据结构转换的代码,读者可以参考函数的帮助文档或者阅读《R 语言与数据清洗》了解详细内容。

```
13  # code2-2
14  library(tidyverse)
15  library(tidyr)
16
17  wide_data<-tibble (names= c ('Zhang San','Li Si',
18                              Wang Wu','Zhao Liu'),
19                    age= c(76,72,57,69),
20                    sex= c('M','M','F','F'),
21                    SBP1= c(176,196,188,187),
22                    SBP2= c(170,187,180,183),
23                    SBP3= c(167,172,171,182))
24
25  long_data<-gather (wide_data,key= 'Week',value= 'SBP',
26                    -c(names,age,sex))
```

当我们利用此类长型数据绘制一幅简单的散点图时,到底发生了什么?当然了,mtcars 肯定是长型数据了。所以我们没必要对它进行"改造"。

图 2-2 展示了 ggplot2 中一个完整的绘图过程。总体分为 4 步:第一步提供一个整洁数据,此处即为 mtcars。第二步是变量映射,此处我们完成了 3 个变量的映射,具体就不再赘述了。完成这一步后,出现了右侧的 p1——一张光秃秃的图,除了横、纵坐标外什么也没有。第三步是在 p1 的基础上绘制散点几何对象。注意此处代码中出现了一个"+",该符号即表示图层叠加,也就是说 p1 构成了一个单独的图层,而散点构成了另一个单独的图层。我们利用"+",将两个图层叠加到一起,即构成了 p2。到这一步,基本的散点图已经绘制完毕。第四步是利用标度函数进行修饰,此处我们仅仅修饰了散点的颜色。同样的,p3 也是在 p2 的基础上通过图层叠加的方式得到的。读者可以想象一下放映电影的情形:电影开始之前,只有一块白色的幕布;时间一到,一个光束

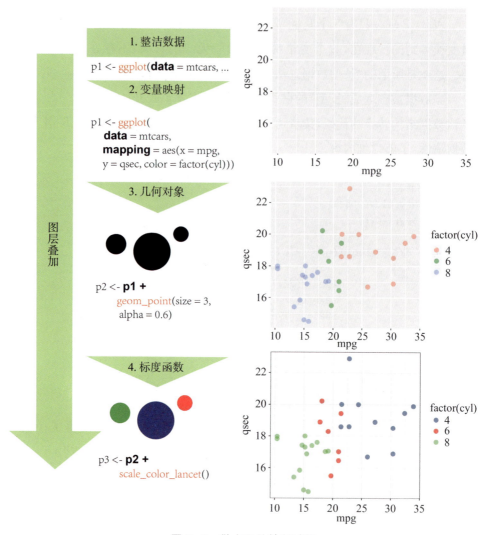

图 2-2 散点图的绘制过程

从投影机里射出来,投到幕布上,于是你看到了人物、风景。这与 ggplot2 的绘图原理有异曲同工之妙。

以上的示例只展示了散点这种几何对象。举一反三,其他几何对象的绘制过程也是一样的。但是如果单独关注几何对象,你会发现它们之间也存在非常多的区别,无论是外在的表现,还是内在的属性。首先,不同的几何对象,其绘制所使用的函数是不同的;其次,不同的几何对象所拥有的属性是不完全相同的。举个简单的例子,散点拥有的属性除了必须提供的横、纵坐标轴位置外,还有颜色(又分为填充色和边框色)、大小、形状、透明度等;条柱拥有的属性,最基本的当然也是其位置信息,还有颜色、宽窄及透明度等,如图 2-3 所示。

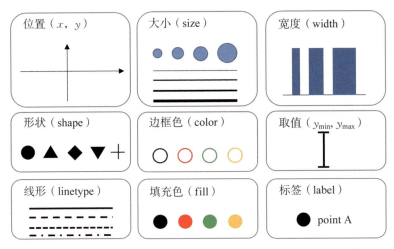

图 2-3　常见的几何对象属性

上述内容为大家简短地介绍了 ggplot2 的绘图原理。如果还是看不懂的地方,可以参考前文提到的书籍。学习和理解 ggplot2 需要一定的基础并循序渐进,不要灰心,继续往后看吧,相信一定可以慢慢体会到其中的奥妙和乐趣。

拓展阅读

HADLEY W. Tidy data[J]. J Stat Softw,2014,59.

第 3 章　基于连续型变量的图形绘制

3.1 科研论文图形概览

如前文所言,图形产生于数据。绘图之前,需要对自己的数据有足够的了解。不同类型的数据以及不同类型数据的组合,展示的方式是不同的。图3-1和图3-2为读者分别展示了连续型数据和离散型数据下常见的图形类型。当然,这都是最简单的情形,因为在多数情况下,我们通常面对的都是连续型变量和离散型变量的组合。但是了解基本情形有助于我们认识图形的特点,便于图形种类的选择。

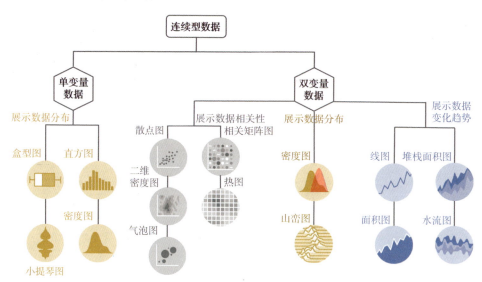

图 3-1　常见的基于连续型数据的插图类型

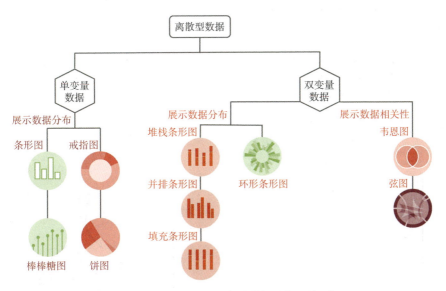

图 3-2　常见的基于离散数据的插图类型

3.2　单个连续型变量的分布展示

连续型变量,顾名思义,其取值范围为整个实数空间,且取值是可连续的。现实工作中,常见的连续型变量包括身高、体重、血压值、家庭收入等。而诸如家庭人口数和某十字路口一天内的交通事故次数之类的变量,虽然取值也是整数,但是不连续,所以此类变量属于计数变量,因为一个家庭不可能有 3.5 口人,一个十字路口也不可能发生 5.8 次交通意外。多数情况下,我们都是将其作为离散变量进行处理。科研论文中,展示单个连续型变量通常是为了展示其分布状态,可选的图形包括盒形图、小提琴图、直方图和概率密度曲线。盒形图和小提琴图是在纵轴水平上展示数据的分布情况(code 3-1;图 3-3);而直方图和概率密度曲线是在横轴水平上展示数据分布(code 3-2;图 3-4)。

```
28  # code 3-1
29  library(cowplot)  # 加载 cowplot 包,用于图形拼接
30  p1<-ggplot(mtcars,aes(x= 1,y= qsec))+
```

```
31    geom_boxplot(fill= 'forestgreen')+
32    theme_classic()
33
34  p2<-ggplot(mtcars,aes(x= 1,y= qsec))+
35    geom_violin(fill= 'deeppink')+
36    theme_classic()
37
38  plot_grid(p1,p2,ncol= 2,labels= c('A','B'),
39            align= c('v','h'))
```

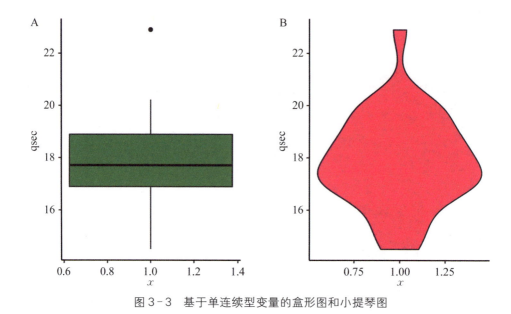

图 3-3　基于单连续型变量的盒形图和小提琴图

图 3-3 中的盒形图和小提琴图展示的都是来自于 mtcars 数据集中 qsec 变量的数据。代码 3-1 中，第 30 和 34 行，我们定义了 x 和 y 两个属性，读者会注意到，此处定义的 x 属性取值为 1，正如笔者上文所言，盒形图和小提琴图是在纵轴上展示数据（此处为 qsec 变量），因此我们只需定义 $x=1$。数据信息全部集中在 y 轴上，此处 x 轴上的信息纯粹是为了给定"盒子"和"小提琴"出现的位置（绘制盒形图时其实并不需要指定 x 参数，但是绘制小提琴时是必须指定的），并无任何实际意义。盒形图和小提琴图中元素的属性基本相似，都有填充色（由 fill 参数决定）和边框色（由 color 参数决定）。默认情况下，填充色是白色，边框色是黑色。

盒形图的含义比较简单:中间的黑色"盒子"展示了数据的上四分位数至下四分位数(即25%～75%)的距离;"盒子"中间的黑色线条展示的是数据的中位数(即50%分位数);上下延伸的线条覆盖了数据约99%的数据;"盒子"外部的散点可视作"异常值"或者"离群点"。小提琴图是盒形图的变形,可以看作是由以 $x=1$ 为中轴线的两个概率密度曲线拼合起来的图形。因此,小提琴图是左右完全对称的。曲线的高低,或者说"小提琴肚子的胖瘦"展示了数据分布的密度高低。将盒形图和小提琴图组合起来使用也较为常见,对于 ggplot2 来说,要同时实现两个不同的几何对象的展示非常简单,无非是增加一次图层叠加罢了。

```
41  # code 3-2
42  dat<-tibble(x= rnorm(100,5,2))   # 定义一组随机数据
43
44  p1<-ggplot(dat,aes(x))+
45    geom_histogram(fill= 'forestgreen',color= 'black')+
46    theme_classic()
47
48  p2<-ggplot(dat,aes(x))+
49    geom_density(fill= 'deeppink',color= NA)+
50    theme_classic()
51
52  plot_grid(p1,p2,ncol= 2,labels= c('A','B'),
53            align= c('v','h'))
```

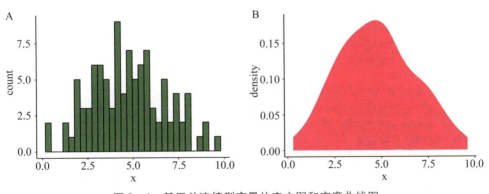

图3-4　基于单连续型变量的直方图和密度曲线图

图3-4展示的是一组服从正态分布的数据。A图是直方图,此时的主要

信息集中在横轴上,即 x 轴展示了该数据的分布,而 y 轴展示的是每个区间段内 x 分布的多少(即计数,count)。B 图展示的信息与 A 图类似,只不过此处换成了密度曲线(区间内 count 数越大,则对应的密度越大)。直方图与下文要介绍的条形图是存在本质区别的:虽然两者都是条柱,但是直方图用于展示连续型变量的信息,而条形图用于展示离散变量的信息。直方图的条柱和密度图的曲线也都有 fill 和 color 的属性,读者可以试着对其进行调整(code 3-2,行 45、49)。一般来说,我们会给直方图加上黑色边框,即 color=
"black";而密度曲线则只使用了 fill 属性,将 color 属性定义为 NA(表示不设置具体颜色)。

在现实的科研世界中,我们通常都是一次性展示多个"盒子"或者"小提琴",或者多条密度曲线,这就属于"离散变量+连续型变量"的情形(即以离散变量作为分组变量)。比如下面这种情形(code 3-3;图 3-5)。

```
55  # code 3-3
56  p1<-ggplot(mtcars,aes(x= factor(cyl),y= qsec,
57                       fill= factor(cyl)))+
58    geom_boxplot()+
59    theme_classic()+
60    scale_fill_lancet()+
61    theme(legend.position= c(.8,.8))
62
63  p2<-ggplot(mtcars,aes(x= factor(cyl),y= qsec,
64                       fill= factor(cyl)))+
65    geom_violin()+
66    theme_classic()+
67    scale_fill_lancet()+
68    theme(legend.position= c(.8,.8))
69
70  p3<-ggplot(mtcars,aes(qsec,fill= factor(cyl)))+
71    geom_density(alpha= .5,color= NA)+
72    theme_classic()+
73    scale_fill_npg()+
74    theme(legend.position= c(.8,.8))
75
76  plot_grid(p1,p2,p3,ncol= 3,labels= c('A','B','C'),
77            align= c('v','h'))
```

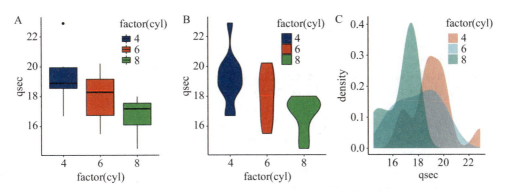

图 3-5 多组盒形图、小提琴图和密度曲线图

对盒形图和小提琴图来说,现在的 x 轴有了具体的信息了,因为我们把变量 cyl 映射到 x 轴上来了;与之不同的是,C 图中的密度曲线由于横轴展示的是 qsec 变量,纵轴展示的是密度信息,因此 cyl 变量只是以颜色的形式映射到了图上。这是三者的区别所在。此外,还需要注意一点,在绘制 C 图的密度曲线时,由于曲线间有相互重叠的部分,因此为了图形的美观,设置了密度曲线的透明度属性(alpha=0.5;该参数取值 0~1,取值越大,透明程度越高)。而在盒形图和小提琴图中,由于彼此之间是分开的,所以不需要采用透明度的设置。在生物类的论文中,还有一种常见的方式展示数据的分布,即蜂窝图。但是由于其本质跟盒形图、小提琴图没什么太大区别,在此略去。

有读者可能会问,为什么此处没有三组叠加在一起的直方图? 并非不能画这样的直方图,是因为条柱太多,叠加在一起后信息并不直观,所以没有选择直方图。当读者以后遇到类似问题,可以考虑选择密度曲线,而非直方图。

分组密度曲线和分组直方图有多种排列方式,比如堆栈式"stack"、并排式"dodge"(默认情形)以及填充式"fill"。见 code 3-4 和图 3-6。

```
79  # code 3-4
80  library(RColorBrewer)   # 该包为 R 语言常用配色包之一
81  p1<-ggplot(mtcars,aes(qsec,fill= factor(cyl)))+
82    geom_density(alpha= .5,color= NA)+
83    theme_classic()+
84    scale_fill_brewer(palette= "Accent")+
85    theme(legend.position= c(.8,.8))
```

```
86
87  p2<-ggplot(mtcars,aes(qsec,fill= factor(cyl)))+
88    geom_density(alpha= .5,color= NA,position= 'stack')+
89    theme_classic()+
90    scale_fill_brewer(palette= "Accent")+
91    theme(legend.position= c(.8,.8))
92
93  p3<-ggplot(mtcars,aes(qsec,fill= factor(cyl)))+
94    geom_density(alpha= .5,color= NA,position= 'fill')+
95    theme_classic()+
96    scale_fill_brewer(palette= "Accent")+
97    theme(legend.position= 'none')
98  plot_grid(p1,p2,p3,ncol= 3,labels= c('A','B','C'),
99            align= c('v','h'))
```

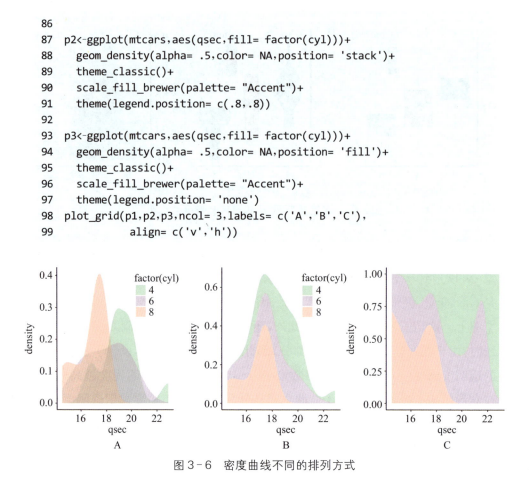

图 3-6　密度曲线不同的排列方式

geom_density()函数中的 position 参数定义了不同的排列方式。这三种方式比较来看，配合上透明度后，还是默认的并排式排列更加容易阅读。因此，在此种任务情境下，不推荐大家使用另外两种排列方式。

3.3　两个连续型变量相关关系可视化

3.3.1　又见散点图

在前文介绍 ggplot2 的绘图原理时，正是以散点图作为示例，足见它在"图坛"中的地位。毫不夸张地说，我们所见的科研论文插图有一半以上是由散点构成的。散点图的类型本身也是多种多样的,此处仅仅介绍用于展示两个连续型变量的散点图。

两个连续型变量构成的散点图,必然是一个变量映射到 x 轴,另外一个映射到 y 轴。至于哪个变量出现在 x 轴,哪个出现在 y 轴,由实际任务决定,但本质上并无区别。此处依然以 mtcars 数据集作为示例,如 code 3-5 和图 3-7 所示。

```
101  # code 3-5
102  ggplot(mtcars,aes(mpg,qsec))+
103    geom_point(size= 2,color= '#00468b')+
104    theme_classic()
```

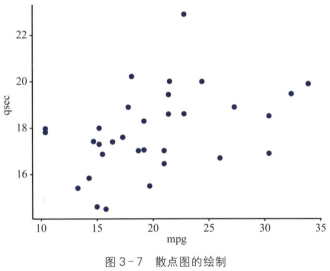

图 3-7　散点图的绘制

此处散点图的绘制过程并无特别之处。笔者在绘制散点的时候,对散点的两个属性进行了修饰,其一是大小(size 参数),其二是颜色(color 参数)。size 参数默认取值为 1,我们暂且不论这个 1 的单位是什么,总之数值越大,散点就越大。由于此处我们仅仅绘制了散点,且散点的数目并不多,为了使图形显得不那么的"空旷",适当地将散点放大一些是个不错的方法。当然所谓适当还需要根据我们导出的图形大小来决定。对于目前这个图形尺寸,size=2 是合适的。散点的 color 属性稍微复杂一些。细心的读者可能还记得笔者在前文说过关于颜色的两个属性,一个是 fill,表示填充色,另一个就是 color,表示边框色。此处使用了 color 属性(暂且不管 color 的取值),但是出现的散点却是以这种颜色进行填充的实心点。为何会这样? 这要从 R 语言中所使用的散点形状(shape 属性)说起了(图 3-8)。

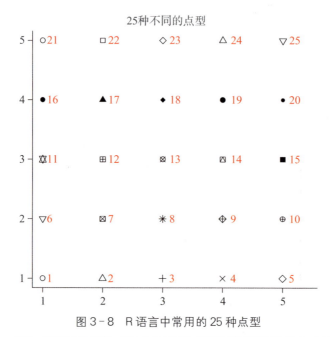

图 3-8　R 语言中常用的 25 种点型

引自:张铁军,陈兴栋,刘振球.R 语言与医学统计图形[M].北京:人民卫生出版社,2019.

如图 3-8 所示,R 语言中一共提供了 25 种不同的点型,其中第 15 到第 20 号点是实心点,也就是说这 6 种点型实际上只有 fill 属性,没有 color 属性,即便我们定义了 color,这种点型的边框色还是以填充色的形式表现的(当定义 fill 属性时,对点的颜色不起任何作用,表明第 15~20 号点仅有 color 属性)。ggplot2 中,默认的点型是第 16 号,接着是第 15 号、第 17 号(实心点优先),这就解释了上述代码中,为何仅仅定义了 color,但却表现出 fill 的性质;而对于其他点型,则严格区分边框色和填充色。25 种点型中,有的点型只有 color 属性,有的点型既有 color 属性,又有 fill 属性。我们先来做个简单的区分,再来看这些属性到底有什么用处(code 3-6;图 3-9)。

第3章 基于连续型变量的图形绘制

```
106  # code 3-6
107
108  mtcars<-mtcars %>% as_tibble()%>%
109    mutate(cyl= factor(cyl))
110  p1<-ggplot(mtcars,aes(mpg,qsec,color= cyl))+
111    geom_point(size= 2,shape= 1,fill= 'gray')+
112    theme_classic()+
113    scale_color_jama()+
114    theme(legend.position= c(.1,.8))
115
116  p2<-ggplot(mtcars,aes(mpg,qsec,color= cyl))+
117    geom_point(size= 2,shape= 21,fill= 'gray')+
118    theme_classic()+
119    scale_color_aaas()+
120    theme(legend.position= c(.1,.8))
121
122  plot_grid(p1,p2,ncol= 2,labels= c('A','B'),
123           align= c('v','h'))
```

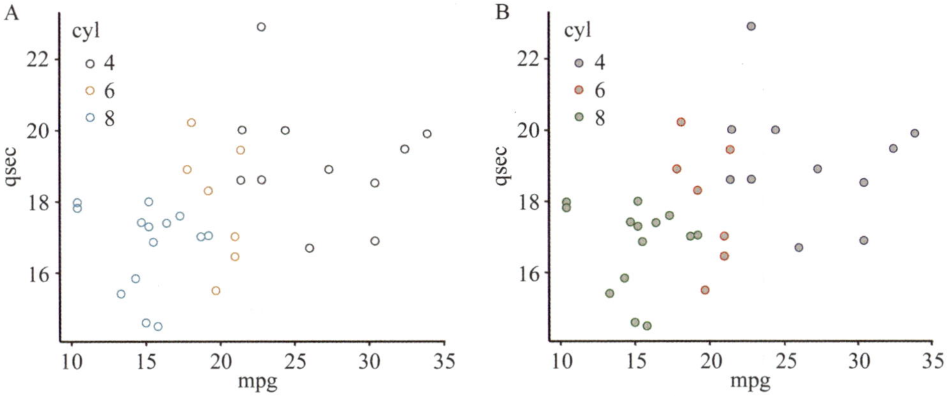

图3-9 不同点型的颜色属性

图3-9中，A图中定义的点型是1号点，B图中定义的点型是21号点（code 3-6，行111、117）。1号点和21号点对应的形状是什么？真是"不看不知道，一看吓一跳"，这俩竟然一模一样。从外观上看，1号点和21号点确实长得一样。不仅如此，你还会发现2号点和24号点，5号点和23号点长得也一样！

那为什么图3-9中出现的点不一样呢？即便两边的点都进行了color属性映射[aes(color＝cyl)]和fill属性的设置（fill＝'gray'）。这是因为1～14

号点是空心点,只能展示边框色,不能展示填充色。而21～25号点,既能展示边框色,也能展示填充色。绝对不要小瞧这个功能,在后文中,笔者还将继续为大家展示这种点型的优势。

除了 size、color、shape 等属性,散点还有一个属性——stroke。这个属性用于改变空心点的边框粗细(code 3-7;图3-10)。

```
125  # code 3-7
126  mtcars<-mtcars %>% as_tibble()%>%
127    mutate(cyl= factor(cyl))
128
129  ggplot(mtcars,aes(mpg,qsec,color= cyl))+
130    geom_point(size= 2,shape= 1,stroke= 1.5)+
131    theme_classic()+
132    scale_color_lancet()+
133    theme(legend.position= c(.1,.8))
```

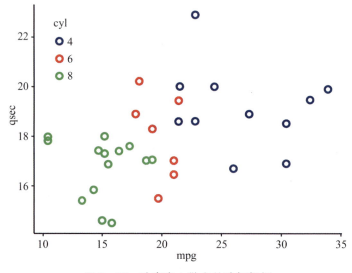

图3-10 改变空心散点的边框粗细

将空心点的边框调粗与放大实心点的大小都是为了使图形看起来更加协调。至此,大家看到的散点除了有颜色属性映射外,大小和形状都是"自定义"的(即并非由变量映射得到的,虽然它们跟颜色属性一样,完全可以进行变量映射),比如定义 size=2, shape=21。颜色也可以"自定义",比如 color=

'#00468b'，fill='gray'(定义颜色的方式有 3 种，包括颜色对应的阿拉伯数字、英文单词和十六进制代码)。为了使读者更方便理解，我们以 color 属性作为示例来阐述这个问题，其他的属性可以由此类推。

总的来说，ggplot2 中元素的颜色是由两种方式实现的。第一种是由变量进行映射，需要在 aes()函数中定义，而且必须以当前数据集中的变量进行映射。这种方式的结果是在图上的元素，其颜色按照我们定义的颜色映射变量的特点进行展示。比如 cyl 变量，这是一个三分类变量，所以图形上的散点呈现出 3 种不同的颜色，对应不同的 cyl 水平(图 3-10)。假如 cyl 是一个连续型变量，颜色的映射还是遵循 cyl 变量的取值规律，比如 cyl 取值较大时颜色较深，取值较小时颜色较浅(虽然默认情况下，ggplot2 的设置刚好跟笔者所说的相反，即颜色越深，对应数值反而越小)。详见(code 3-8 和图 3-11)。

```
135  # code 3-8
136  mtcars<-mtcars %>% as_tibble()%>%
137    mutate(cyl= as.numeric(as.character(cyl)))
138  ggplot(mtcars,aes(mpg,qsec,color= cyl))+
139    geom_point(size= 2)+
140    theme_classic()+
141    theme(legend.position= c(.1,.8))+
142    scale_color_gradient(low= '#fee0d2',high= '#de2d26')
```

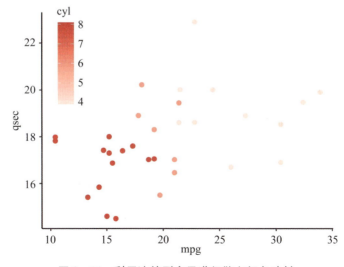

图 3-11　利用连续型变量进行散点颜色映射

图 3-11 中,对散点进行颜色映射时,cyl 被事先处理成了连续型变量(code 3-8,行 137),尽管取值只有 4、6、8。这种情形下,我们看到的图例不再是由散点构成,而是一个色条(color bar)。图中的散点也表现出渐变色,红色越深,对应的 cyl 变量取值越大。这就是颜色映射,它一定是跟变量相关的。

接下来介绍第二种上色方式:人为地对颜色参数进行定义,将颜色参数设置为某个确定的取值,比如 color='red',这就表示散点为红色,而不会出现蓝色、黄色等其他颜色。这一步显然是在 aes()函数之外完成的。因此,它不属于变量映射的范畴。如果我们采用这种方式来展示散点的颜色,纯粹就是为了与默认的黑色进行区别罢了,而没有展示任何其他信息。它更像是粉刷匠把墙涂成某种颜色,这种上色是永久性的;而颜色变量映射更像是用光束往墙上投影某种颜色,一旦光束(变量)消失,颜色也就消失了。需要注意的一点是,假如你不小心同时采用了这两种方法进行上色,你会发现,通过变量映射出现的颜色会被人为定义的颜色所覆盖。

3.3.2 散点图的颜色

在 ggplot2 中,我们实际上更需掌握的是变量映射。接下来我们就要解决另外一个问题了:当变量映射完成后,如何对映射的属性进行自定义?比如以 cyl 变量完成颜色映射后,若不喜欢 ggplot2 的默认配色(code 3-9;图 3-12),如何改变配色?

```
144  # code 3-9
145  mtcars<-mtcars %>% as_tibble()%>%
146    mutate(cyl= factor(cyl),carb= factor(carb))
147  p1<-ggplot(mtcars,aes(mpg,qsec,fill= cyl))+
148    geom_point(size= 3,shape= 21,color= 'black')+
149    theme_classic()+
150    theme(legend.position= c(.1,.8),
151          legend.background= element_rect(color= 'black'))
152
153  p2<-ggplot(mtcars,aes(mpg,qsec,fill= carb))+
154    geom_point(size= 3,shape= 21,color= 'black')+
155    theme_classic()+
```

```
156      theme(legend.position= c(.1,.7),
157            legend.background= element_rect(color= 'black'))
158
159 plot_grid(p1,p2,ncol= 2,labels= c('A','B'),
160           align= c('v','h'))
```

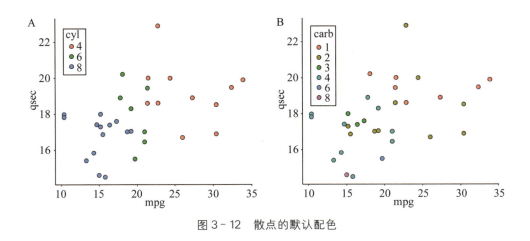

图 3-12　散点的默认配色

在前文中，已经做了这样一件事，即改变散点的配色，这是由标度函数完成的工作。在 ggplot2 中有很多颜色改变方案，可以去搜索 ggplot2 的帮助文档，凡是以 scale_fill 或者 scale_color 开头的函数，都是用来干这件事的。当然，很多扩展包中也有类似的函数，比如 ggsci 包中的 scale_color_lancet( ) 函数。

前文已经说过，颜色分为填充色和边框色，这是由 fill 和 color 属性决定的。所以要想改变对应的颜色，只能使用"配套"的颜色标度函数，即 fill 属性只能由 scale_fill_函数进行修饰。从数据层面来讲，颜色可以分为连续色和离散色。顾名思义，前者来自于连续型变量（图 3-11），后者来自于离散变量（图 3-12）。这在颜色标度函数中则是由函数名的第三个单词决定的。比如"scale_fill_gradient"，最后一个单词是"梯度"的意思，所以这是表示连续色（只有连续的颜色才有梯度之说）。而在 ggplot2 中，大部分的颜色标度函数都是用来设置离散色的。我们先来看看连续色的设置（code 3-10；图 3-13）。

```
162  # code 3-10
163  set.seed(2019)
164  dsamp<-diamonds[sample(nrow(diamonds),1000),]
165  ggplot(dsamp,aes(carat,price))+
166    geom_point(aes(color= depth))+
167    scale_color_gradient(low= '#fde0dd',high= '#c51b8a')+
168    theme(legend.position= c(.85,.25))
```

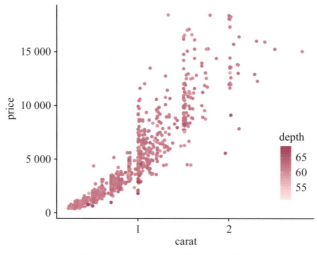

图 3-13　对散点使用单色梯度

图 3-13 使用的数据来自于 ggplot2 的内置数据集 diamonds。由于这个数据集很大,超过 1 万行,所以此处进行了随机抽样,从中抽取了 1 000 行(code 3-10,行 164)。颜色映射来自于变量 depth。这是一个连续型变量,所以在设置颜色标度的时候,选择了 scale_color_gradient()函数。这个函数的使用很简单,由于此处 depth 取值都是正数,我们设置了一个 low 参数和一个 high 参数,分别定义了两种不同的颜色,对应 depth 变量的取值大小。为了符合阅读习惯,倾向于将较浅的颜色对应较小的值,较深的颜色对应较大的值,并且尽量选择相同的色系,这样才能体现出"梯度"的感觉。

以上是单色梯度,也就是说颜色在一个色系上渐变,图 3-11 也是如此。当我们遇到某个连续型变量,取值有正有负时,最好的方式是选择双色梯度(code 3-11;图 3-14)。

```
170  # code 3-11
171  dsamp<-dsamp %>% mutate(depth= depth-median(depth))
172
173  p1<-ggplot(dsamp,aes(carat,price))+
174    geom_point(aes(fill= depth),shape= 21,
175               color= 'black',size= 2)+
176    scale_fill_gradient2(low= '#41ab5d',mid= 'white',
177                         high= '#e31a1c',midpoint= 0)+
178    theme(legend.position= c(.1,.8))
179
180  p2<-ggplot(dsamp,aes(carat,price))+
181    geom_point(aes(fill= depth),shape= 21,
182               color= 'black',size= 2)+
183    scale_fill_gsea()+
184    theme(legend.position= c(.1,.8))
185
186  plot_grid(p1,p2,ncol= 2,labels= c('A','B'),
187            align= c('v','h'))
```

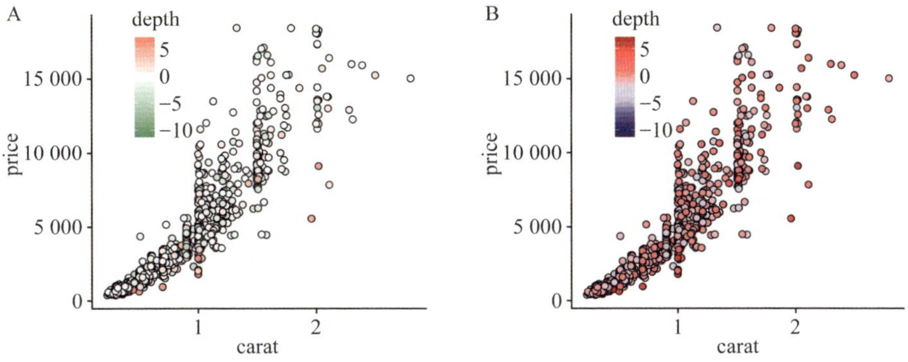

图 3-14 对散点使用双色梯度

如图 3-14 所示，笔者将 depth 变量进行了小小的改变，即减去该变量的中位数，得到新的 depth(code 3-11，行 171)。此时的 depth 有正有负。还是利用这个变量进行颜色映射，使用了双色梯度标度函数 scale_fill_gradient2() 对颜色进行修饰。这个函数需要给定 3 个颜色：low 表示最小值对应的颜色，mid 表示中间值对应的颜色，high 表示最大值对应的颜色。此处我们展示的 depth 变量有正有负，所以以 0 作为中间点，并对应白色（为了避免接近白色或者本身就是白色的点从图上消失不见，笔者选择了给它们加个边框色）。负值对应的颜色设置为绿色系，正值对应的颜色设置为红色系，以作区分（图 3-

14A)。为了体现出颜色渐变,最小值和最大值对应的颜色尽量选择"深色",这样才能体现出颜色渐变的梯度出来。ggsci 包也提供了渐变色颜色方案(图 3-14B)。这种双色标度在散点图中应用并不多,在地图中最为常见。

除了单色梯度和双色梯度,还有多色梯度,函数的使用方法很简单,但是这种方式在科研论文中比较少见,有兴趣的读者可以自己去探索一下。

科研论文中更常见的是离散色,诸如 ggsci 一类的配色包,提供更多的也是离散色配色方案。离散色可以少到两种,多到几十种。合理的颜色搭配会使图形变得赏心悦目(code 3-12;图 3-15)。

```
189  # code 3-12
190  set.seed(2019)
191  dsamp<-diamonds[sample(nrow(diamonds),1000),]
192
193  p1<-ggplot(dsamp,aes(carat,price))+
194    geom_point(aes(fill= cut),shape= 21,
195           color= 'black',size= 3)+
196    scale_fill_lancet()+
197    theme(legend.position= c(.05,.8))
198
199  p2<-ggplot(dsamp,aes(carat,price))+
200    geom_point(aes(fill= clarity),shape= 21,
201           color= 'black',size= 3)+
202    scale_fill_brewer(palette= 'Set2')+
203    theme(legend.position= c(.05,.7))
204
205  plot_grid(p1,p2,ncol= 2,labels= c('A','B'),align= c('v','h'))
```

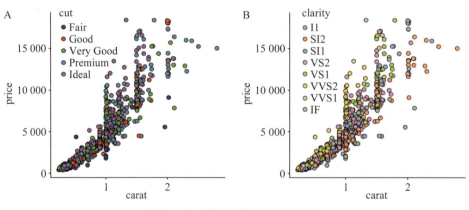

图 3-15 常用的散点图配色方案

图 3-15 和 code 3-12 展示了两种不同的配色方案：A 图对应 5 种分类水平，B 图对应 8 种分类水平。图 A 的配色方案来自 ggsci 包的"lancet"配色，图 B 的配色方案来自 RColorBrewer 包的"Set2"配色。一般而言，分类水平超过 10，就难以用颜色进行准确区分。事实上，在 R 语言中，也很少有配色包提供超过 10 种颜色的配色方案。因此，遇到这种情况，首选的方案是合并分类水平，达到减少分类水平数的目的。当确实没办法进行合并的时候，比如进行泛癌（pan-cancer）研究时，不同类型的肿瘤是难以进行合并的。如果需要将所有肿瘤的数据展示在一张图上，则需要更多的离散配色，且尽量保证颜色之间存在区分度。详细内容请见第六章 6.1 小节。

3.4 改变散点大小——泡泡图

上一小节给读者介绍的都是散点图，基于的数据类型都是"两个连续型变量＋一个离散变量（或者一个连续型变量）"。读者也许会发现，除了横、纵坐标雷打不动地展示两个连续型变量外，剩下的第 3 个变量，无论是离散型变量，还是连续型变量，笔者都是采用颜色这一方式进行展示的。事实上，颜色更常用于展示离散变量（另外，点的形状，即 shape 属性，也是不错的选择）。对于连续型变量，通常采用的方式是散点的大小（code 3-13；图 3-16）。

```
207  # code 3-13
208  set.seed(2019)
209  dsamp<-diamonds[sample(nrow(diamonds),500),]
210
211  ggplot(dsamp,aes(carat,price))+
212    geom_point(aes(size= x,fill= cut),shape= 21,
213               color= 'black')+
214    scale_fill_brewer(palette= 'Set2')
```

图 3-16 中对散点进行了两个变量映射：cut 变量映射到颜色上，x 变量映射到大小上。如图所示，散点的大小根据 x 的大小变化而变化，x 取值越大，散点面积越大。

我们也可利用标度函数对散点的大小进行修饰，如 code 3-14（行 225、226）和图 3-17 所示。此处我们选了 3 个截断点（5、7、9），分别赋予了 3 个

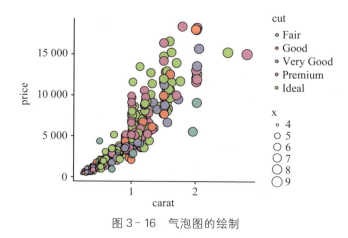

图 3-16 气泡图的绘制

标签,图例上显示的 3 个点,其大小对应的就是图形中 5、7、9 的散点大小。如果图形中散点的大小比"Small"对应的散点小,那么我们就知道这个点的取

```
216  # code 3-14
217  set.seed(2019)
218  dsamp<-diamonds[sample(nrow(diamonds),500),]
219
220  ggplot(dsamp,aes(carat,price))+
221    geom_point(aes(size= x,fill= cut),shape= 21,
222          color= 'black')+
223    scale_fill_brewer(palette= 'Set2')+
224    scale_size_continuous(name= 'Size',
225                 breaks= c(5,7,9),
226                 labels= c('Small','Middle','Large'))
```

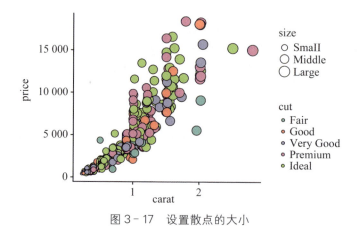

图 3-17 设置散点的大小

值小于5。此外,该函数中还有一个 range 参数,用于设置散点大小的取值范围,比如 c(2,5),此处给的数字仅仅是一个相对值,并无具体单位。

有一种情形需要注意,由于散点的大小是根据某个变量映射得到的,假如该变量的取值中存在极端值(即极大值或者极小值,远离数据的总体取值范围),那么其对散点大小有很大的影响。这时候,我们需要提前对数据进行处理,要么删除极端值,要么对数据进行适当的变化,使其取值较为集中(code 3 - 15;图 3 - 18)。

```
229  # code 3-15
230  set.seed(2019)
231  dsamp<-diamonds[sample(nrow(diamonds),500),]
232  dsamp<-dsamp %>% mutate(x= exp(x))
233
234  p1<-ggplot(dsamp,aes(carat,price))+
235    geom_point(aes(size= x,fill= cut),shape= 21,
236           color= 'black')+
237    scale_fill_brewer(palette= 'Set2')
238
239  p2<-ggplot(dsamp,aes(carat,price))+
240    geom_point(aes(size= log(x),fill= cut),shape= 21,
241           color= 'black')+
242    scale_fill_brewer(palette= 'Set2')
243
244  plot_grid(p1,p2,ncol= 2,labels= c('A','B'),
245           align= c('v','h'))
```

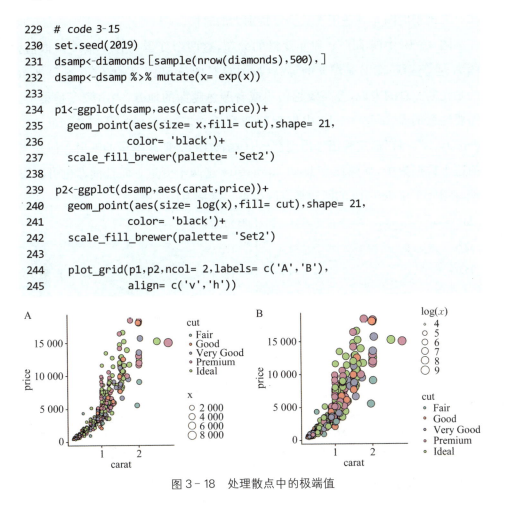

图 3 - 18　处理散点中的极端值

图 3 - 18A 中,x 的取值范围非常宽,由于受到个别极大值的影响,大部分的散点都很小。为了应对这种情形,在图 3 - 18B 中,对 x 进行了 log 转换

(code 3-15,行240),使其取值范围大大缩小,这时候散点的大小就比较均匀了。

3.5 大型数据分布展示——二维密度图

前文已经展示了一维密度曲线,其用于表示单个连续型变量的分布。当遇到两个连续型变量时,除了散点,还可以使用二维密度图来展示两者的分布。二维密度图尤其适用于数据量特别大的时候。

图 3-19 中展示了 x 和 y 变量的分布,这两个变量均有 60 000 个取值。图 A 是等高线;图 B 是填充的等高线;图 C 是图 A 和图 B 的结合;图 D 展示的是光栅。总的来说,等高线越密集或者颜色越深的地方,表示散点越集中。需要注意的是 code 3-16 中出现的新型语法"fill=..level.."和"fill=..density..."。首先,这种语法出现在 aes()函数中,表明是变量的映射。但是当前这个数据集中,显然没有 level 和 density 这两个变量。而且读者也可以发现,在 level 和 density 的两边都有两个点。这是为什么呢?

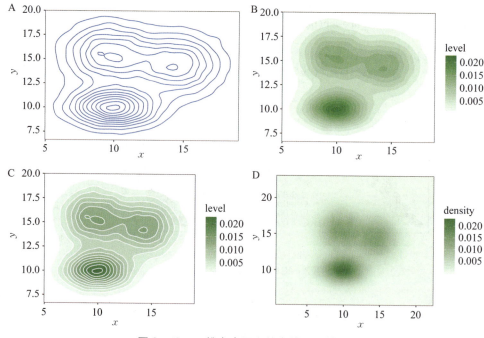

图 3-19 二维密度图和等高线图的绘制

其实，此处的"..level.."和"..density.."产生于ggplot2自带的数据变换系统。简单来说，ggplot2会根据你的要求，对当前数据进行简单的计算，并生成一个"内生变量"。比如，"..density.."是要求计算密度，然后生成了一个关于密度的变量，尽管我们看不见；"..level.."也是如此。与之类似的还有"..count.."和"..scaled.."，分别用于计数和标准化。

```
247  # code 3-16
248  # 生成随机数据
249  a<-data.frame(x= rnorm(20000,10,1.9),
250              y= rnorm(20000,10,1.2))
251  b<-data.frame(x= rnorm(20000,14.5,1.9),
252              y= rnorm(20000,14.5,1.9))
253  c<-data.frame(x= rnorm(20000,9.5,1.9),
254              y= rnorm(20000,15.5,1.9))
255  data<-rbind(a,b,c)
256  
257  # 绘制等高线
258  p1<-ggplot(data,aes(x= x,y= y))+
259    theme_bw()+
260    geom_density_2d()+
261    theme(panel.grid= element_blank())
262  
263  # 绘制密度阴影
264  p2<-ggplot(data,aes(x= x,y= y))+
265    stat_density_2d(aes(fill= ..level..),geom= "polygon")+
266    theme_bw()+
267    scale_fill_gradient(low= '#edf8e9',high= '#238b45')+
268    theme(panel.grid= element_blank())
269  
270  # 等高线+ 密度阴影
271  p3<-ggplot(data,aes(x= x,y= y))+
272    stat_density_2d(aes(fill= ..level..),
273                    geom= "polygon",colour= "white")+
274    theme_bw()+
275    scale_fill_gradient(low= '#edf8e9',high= '#238b45')+
276    theme(panel.grid= element_blank())
277  
278  # 绘制光栅
279  p4<-ggplot(data,aes(x= x,y= y))+
280    stat_density_2d(aes(fill= ..density..),
281                    geom= "raster",contour= FALSE)+
```

```
282    scale_x_continuous(expand= c(0,0))+
283    scale_y_continuous(expand= c(0,0))+
284    theme_bw()+
285    scale_fill_gradient(low= '#edf8e9',high= '#238b45')+
286    theme(panel.grid= element_blank())
287
288  plot_grid(p1,p2,p3,p4,ncol= 2,labels= LETTERS[1:4],
289            align= c('v','h'))
```

3.6 散点与密度曲线组合图

散点图可以表示两个连续型变量的相关关系,密度图可以表示各自的分布。我们来看一下将两者结合到一起会有什么效果。图 3-20 中,笔者采用了 ggplot2 的扩展包 ggExtra。这个包可以实现在当前图形的边缘处添加额外的信息。比如,此处在上方和右方分别添加了横轴变量和纵轴变量的密度曲线,所以图 3-20 既展示了横轴变量和纵轴变量的相关性,又展示了各自的分布情况,一举两得。code 3-17 中使用的是 R 语言内置数据集 iris。该数据集中除 Species 是三分类变量外,其余 4 个变量均为连续型变量。code 3-17 行 301,type 参数用于定义在主体图形边缘添加的图形样式,可选参数包括"density""histogram""boxplot"和"violin"。用户可根据自身数据特点进行选择。

```
291  # code 3-17
292  install.packages("ggExtra")
293  library(ggExtra)
294
295  piris<-ggplot(iris,aes(Sepal.Length,Sepal.Width,
296                         color= Species))+
297    geom_point(shape= 21,size= 3,stroke= 1.2)+
298    scale_color_npg()+
299    theme_bw()+
300    theme(legend.position= c(.1,.86))
301  ggMarginal(piris,type= 'density',
302             groupFill= TRUE)
```

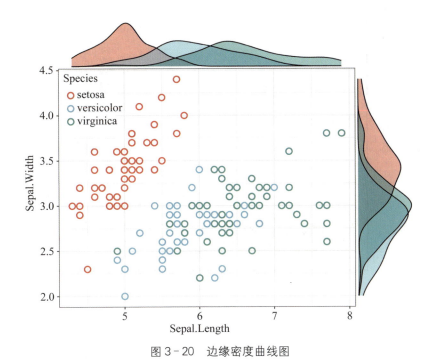

图 3-20　边缘密度曲线图

3.7　多个连续型变量分布——山峦图

本章节的开头为大家介绍了单个连续型变量的分布展示，无论是密度曲线还是直方图，当遇到分类水平较多的分类变量时，都会显得很拥挤，因为有很多条密度曲线挤在一起，如 code 3-18 和图 3-21 所示。

```
304  # code 3-18
305  set.seed(2019)
306  dsamp<-diamonds[sample(nrow(diamonds),1000),]
307
308  ggplot(dsamp,aes(carat,fill= clarity))+
309    geom_density(alpha= .5,color= NA)+
310    scale_fill_brewer(palette= 'Set2')+
311    theme_classic()+
312    theme(legend.position= c(.85,.65))
```

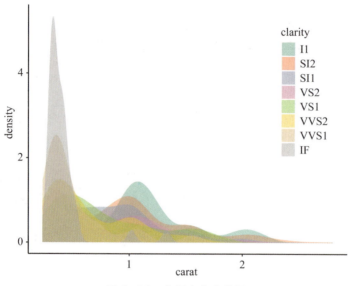

图 3-21　多组密度曲线图

对于这种情形，有一个好的解决方法，就是将不同的分类水平分开，让其处于不同的水平线上，这样图形就会清晰很多。图 3-22 展示的就是"山峦图"，它将分类变量当作 y 轴上映射的变量，所以每个分类水平处在不同的水平线上。code 3-19 中，我们使用的是 ggplot2 的扩展包 ggridges，该包提供了 density_ridges 几何对象。

```
314  # code 3-19
315  install.packages('ggridges')
316  library(ggridges)
317
318  ggplot(dsamp,aes(x= carat,y= clarity,fill= clarity))+
319    geom_density_ridges(alpha= .5)+
320    scale_fill_brewer(palette= 'Set3')+
321    theme_classic()
322  set.seed(2019)
323  df<-tibble(SBP= c(rnorm(100,140,20),rnorm(100,100,20)),
324             sex= rep(c('Male','Female'),each= 100),
325             race= sample(c('Asian','Black','NonHW','HW'),
326                   200,replace= TRUE)),
327
```

```
328  ggplot(df,aes(x= SBP,y= race,fill= sex))+
329    geom_density_ridges(scale= .7,alpha= .5)+
330    scale_fill_brewer(palette= 'Set3')+
331    theme_classic()
```

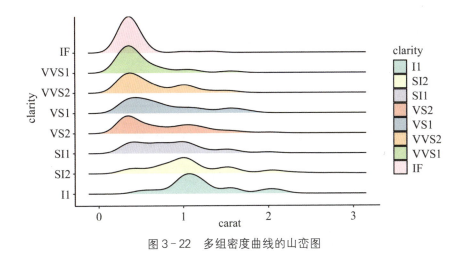

图 3-22 多组密度曲线的山峦图

图 3-22 中,每一行展示了 carat 变量在 clarity 变量不同分类水平下的概率密度曲线。由于密度曲线位于不同的行,因此颜色的填充显得比较多余(此处颜色并不能反映更多的信息,但是出于图形美观的要求,可以保留)。当图形中还存在另外一个分类变量时,可以在每一行中利用不同的颜色,对不同的分类进行填充,如 code 3-20 和图 3-23 所示。code 3-20 行 304,sclae 参数用于确定每一行之间的间距,取值越大,间距越小。

```
297  # code 3-20
298  df<-tibble(SBP= c(rnorm(100,140,20),rnorm(100,100,20)),
299             sex= rep(c('Male','Female'),each= 100),
300             race= sample(c('Asian','Black','NonHW','HW'),
301                      200,replace= TRUE))
302
303  ggplot(df,aes(x= SBP,y= race,fill= sex))+
304    geom_density_ridges(scale= .7,alpha= .5)+
305    scale_fill_brewer(palette= 'Set3')+
306    theme_classic()
```

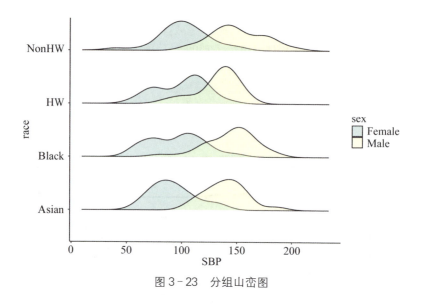

图 3-23 分组山峦图

3.8 连续型变量相关矩阵可视化

上文中我们使用散点图来展示两个连续型变量的相关性。当遇到多个连续型变量时,二维的散点图显然不够用。这种数据通常用相关矩阵图来展示,即我们不展示原始数据,而仅仅展示变量间的相关系数。当然了,假如你的原始数据中没有相关性的数据,那就必须先计算一番了。R 语言提供了非常多的函数用来计算相关性,也提供了很多相关性的指标,比如常用的 Pearson 相关、Spearman 相关、Kendall 相关等。如 code 3-21 所示,行 337 中,笔者将 mtcars 数据集中所有数值型变量挑选了出来,用于后续的相关矩阵计算(行 338)。

```
332  # code 3-21
333  install.packages("ggcorrplot")
334  library(ggcorrplot)
335
336  mtcars<-mtcars %>%
337    select(c('mpg','disp','hp','drat','wt','qsec'))
338  corr<-round(cor(mtcars),1)
339
340  p1<-ggcorrplot(corr,method= 'square')
341
```

```
342  p2<-ggcorrplot(corr,method= "circle")
343
344  plot_grid(p1,p2,ncol= 2,labels= LETTERS[1:2],
345          align= c('v','h'))
```

图 3-24 展示了两种最基本的相关矩阵图。图 A 和图 B 除了展示的方式不同外,其余都一样。这是 ggcorrplot 包的默认效果,应该说已经满足了大部分科学期刊的发表要求了。当然,我们也可以对相关矩阵图进行修饰。

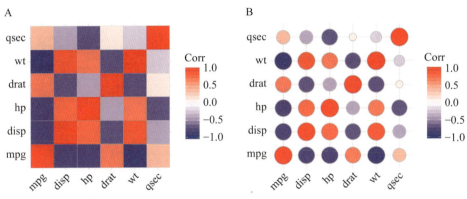

图 3-24 相关矩阵图

图 3-25 展示了一些简单的变化。图 A 和图 B 进行了颜色和位置的修饰。注意此处定义的 colors 参数(code 3-22,行 353),颇有点我们之前定义的双色梯度色条的意味,原则是一样的。图 C 额外地展示了相关系数的具体数值;图 D 展示了相关系数的统计学检验结果,出现"×"的方格表示统计学意义不显著(前提是我们得事先把这个统计学检验完成:code 3-22,行 367)。其实,细心的读者已经发现了,所谓的相关矩阵图,也是热图的一种类型。

```
348  # code 3-22
349  p1<-ggcorrplot(
350     corr,
351     type= "lower",
352     outline.color= "white",
353     colors= c("#6D9EC1","white","#E46726")
354  )
355
356  p2<-ggcorrplot(
357     corr,
```

```
358        type= "upper",
359        outline.color= "white",
360        colors= c("#084594","white","#ef3b2c")
361    )
362
363    p3<-ggcorrplot(corr,
364               type= "lower",
365               lab= TRUE)
366
367    p.mat<-cor_pmat(mtcars)
368
369    p4<-ggcorrplot(corr,
370               type= "lower",
371               p.mat= p.mat)
372
373    plot_grid(p1,p2,p3,p4,ncol= 2,labels= LETTERS[1:4],
374              align= c('v','h'))
```

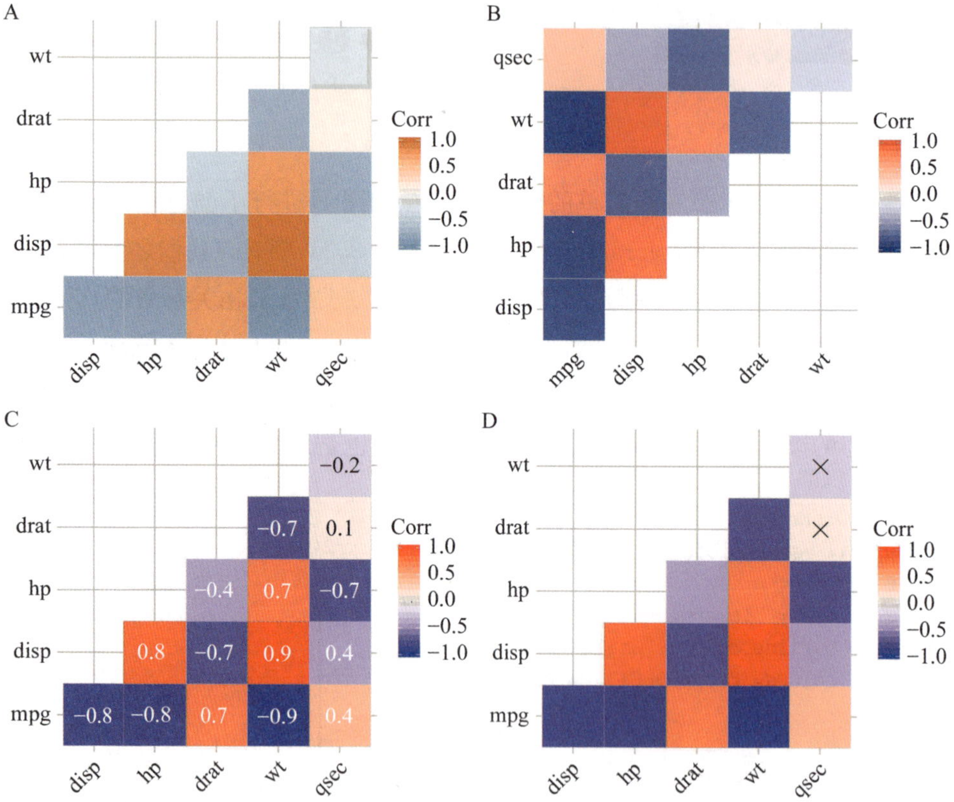

图3-25 相关矩阵图的变形

3.9 连续型变量趋势变化图

3.9.1 线图

展示连续型变量的变化趋势是一种十分常见的插图类型,在医学类的期刊中尤其常见。而展示这种数据最常用的方式就是线图。这种情况下,图形的横轴往往是代表时间的变量,或者是具有先后顺序的变量;纵轴展示的是我们关心的变量(code 3-23;图 3-26)。

```
376  # code 3-23
377  set.seed(2019)
378  x<-1:8
379  dat<-tibble(x= x,
380              y= 1.2* x+ 5+ rnorm(8,0,3))
381
382  ggplot(dat,aes(x,y))+
383    geom_line(color= '#41b6c4',size= .8)+
384    theme_classic()
```

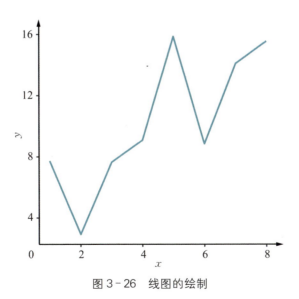

图 3-26 线图的绘制

图 3-26 展示的是最简单的线图。线图作为 ggplot2 的几何对象之一,当然也可以像散点一样按照分类变量进行分组。图 3-27 即展示了两组线条。

图 3-27B 展示了散点和线条的结合,使图形看起来更加饱满。但是有一点需要注意,绘制这种图形的时候,散点和线条共用一套变量映射系统,应该先画线条,再画散点(code 3-24,行 402、403),目的是让散点覆盖线条,而不是让线条穿过散点。

```
386  # code 3-24
387
388  set.seed(2019)
389  x<-1:8
390  dat<-tibble(x= rep(x,2),
391              y= 1.2*x+5+rnorm(16,0,2),
392              group= rep(c('Group1','Group2'),each= 8))
393
394  p1<-ggplot(dat,aes(x,y,color= group))+
395    geom_line(size= .8)+
396    scale_color_d3()+
397    theme_classic()+
398    theme(legend.position= c(.85,.15))
399
400
401  p2<-ggplot(dat,aes(x,y,color= group))+
402    geom_line(size= .8)+
403    geom_point(shape= 21,color= 'black',
404               size= 3,fill= 'white')+
405    scale_color_d3()+
406    theme_classic()+
407    theme(legend.position= c(.85,.15))
408
409  plot_grid(p1,p2,ncol= 2,labels= LETTERS[1:2],
410            align= c('v','h'))
```

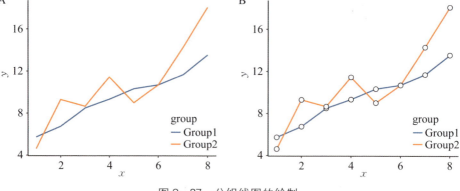

图 3-27 分组线图的绘制

绘制分组线图的时候,有一点需要注意:当不同的分组水平对应的纵轴数值差别过大时,此时如果将这些分组全部绘制在一张图上,由于共用一个坐标轴,很有可能会导致某些趋势从图上"消失"。如图 3-28 所示,由于当前数据中,group1 和 group2 的取值差距较大,假如将两者放在一张图中(图 3-28A),你会发现 group2 的上升趋势非常明显,但是 group1 的上升趋势却不怎么明显了。这就是因为图 3-28A 使用的是 group2 的尺度作为坐标轴的尺度,而由于 group1 取值较小,全部被压缩在"底层"了,使本该出现的趋势"消失了"。

```r
# code 3-25
set.seed(2020)
id<-1:8
dat<-tibble(x= rep(id,2),
            y= c(2*id+ rnorm(8,0,1),
                 6*id+ rnorm(8,0,2)),
            group= rep(c('Group1','Group2'),each= 8))

p1<-ggplot(dat,aes(x,y,color= group))+
  geom_line(size= .8)+
  geom_point(shape= 21,color= 'black',size= 3,fill= 'white')+
  scale_color_d3()+
  theme_classic()+
  theme(legend.position= c(.15,.85))

p2<-ggplot(dat,aes(x,log(y),color= group))+
  geom_line(size= .8)+
  geom_point(shape= 21,color= 'black',size= 3,fill= 'white')+
  scale_color_d3()+
  theme_classic()+
  theme(legend.position= c(.15,.85))

p3<-ggplot(dat,aes(x,y))+
  geom_line(size= .8,color= '#2b8cbe')+
  geom_point(shape= 21,color= 'black',size= 3,fill= 'white')+
  theme_classic()+
  facet_wrap(~ group,ncol= 2,scales= 'free_y')+
  theme(legend.position= c(.15,.85),
        strip.background= element_blank(),
        strip.text= element_text(size= 12))

p4<-plot_grid(p1,p2,ncol= 2,labels= LETTERS[1:2],
              align= c('v','h'))
plot_grid(p4,p3,ncol= 1,labels= c('','C'),
          align= c('v','h'))
```

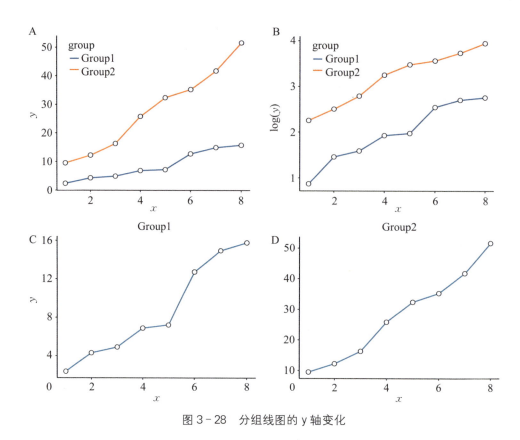

图 3-28 分组线图的 y 轴变化

要解决这个问题,至少有两个办法。第一种如图 3-28B 所示,对 y 进行 log 变换,使两组的取值差异缩小;第二种办法如图 3-28C 所示,即根据 group 变量进行分面(由 facet_wrap() 函数完成;code 3-25,行 438),并且根据各组的取值设置坐标轴的尺度,所以你会看到 group1 和 group2 出现在了独立的面板中。在图 B 和图 C 中,我们可以看到两组上升趋势的幅度基本上是一致的(斜率基本相同),虽然在数值上差距很大。

3.9.2 配对坡度图

线图用于展示长期趋势,且每个节点对应的数据都会展示出来。配对坡度图则有所不同,虽然也是用来展示趋势,但是它通常只会展示首尾或者某几个重要节点的数据。这种图形在生物类的期刊中很常见。我们先来看一个简单的配对坡度图,如 code 3-26 和图 3-29 所示。

```
448  # code 3-26
449  data<-structure(list(
450    Date= structure(c(1,1,1,1,1,2,2,2,2,2),
451        .Label= c("11-May-19","18-May-19"),
452        class= "factor"),
453    Party= structure(rep(1:5,2),
454        .Label= c("Green","Liberal","NDP","Others","PC"),
455        class= "factor"),
456    Pct= c(42.3,28.4,22.1,8.4,1.8,37.9,33.3,27.3,5,8.4)),
457        class= "data.frame",
458        row.names= c(NA,-10L))
459
460  ggplot(data= data,aes(x= Date,y= Pct,
461                        group= Party,color= Party))+
462    geom_line(size= 2)+
463    geom_point(size= 4)+
464    annotate('text',x= 2.1,y= c(37.9,33.3,27.3,5,8.4),
465        label= c("Green","Liberal","NDP",
466                 "Others","PC"))+
467    scale_x_discrete(position= "top")+
468    scale_color_brewer(palette= 'Paired')+
469    theme_bw()+
470    theme(legend.position= 'none')+
471    theme(panel.border= element_blank())
```

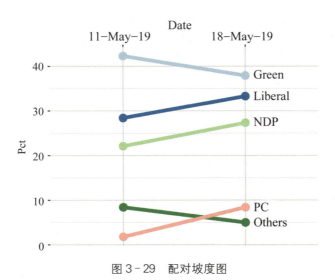

图 3-29 配对坡度图

仔细看 code 3-26 和图 3-29，你会发现，所谓的坡度图，其实不过是散点和线条的组合，然后使用 annotate( )函数在对应的位置打了一个标签而已（code 3-26，行 464~466）。

当需要展示多个节点时，采用的方法是一样的。不过，现在网络上也有很多现成的代码可供使用，用于绘制比较复杂的配对坡度图。图 3-30 展示了不同类型肿瘤的 5~20 年的生存率。这幅图设计巧妙之处在于不仅用线条展示了每种肿瘤生存率随着时间的降低趋势，也展示了每个时间节点上的生存率数值。而且纵轴是按照生存率的高低来进行排序的，值得我们借鉴。

```
473  # Code 3-27
474  library(dplyr)
475  theme_set(theme_classic())
476  source_df<-read.csv("cancer_survival_rates.csv")
477
478  tufte_sort<-function(df,x= "year",y= "value",
479                       group= "group",
480                       method= "tufte",min.space= 0.05){
481    ids<-match(c(x,y,group),names(df))
482    df<-df[,ids]
483    names(df)<-c("x","y","group")
484
485    tmp<-expand.grid(x= unique(df$x),group= unique(df$group))
486    tmp<-merge(df,tmp,all.y= TRUE)
487    df<-mutate(tmp,y= ifelse(is.na(y),0,y))
488
489    require(reshape2)
490    tmp<-dcast(df,group ~ x,value.var= "y")
491    ord<-order(tmp[,2])
492    tmp<-tmp[ord,]
493
494    min.space<-min.space* diff(range(tmp[,-1]))
495    yshift<-numeric(nrow(tmp))
496    for(i in2:nrow(tmp)){
497      mat<-as.matrix(tmp[(i-1):i,-1])
498      d.min<-min(diff(mat))
499      yshift[i] <-ifelse(d.min< min.space,min.space - d.min,0)
500    }
```

```
501    tmp<-cbind(tmp,yshift= cumsum(yshift))
502    scale<-1
503    tmp<-melt(tmp,id= c("group","yshift"),variable.name= "x",value.name
       = "y")
504    tmp<-transform(tmp,ypos= y+ scale* yshift)
505    return(tmp)
506  }
507
508  plot_slopegraph<-function(df){
509    ylabs<-subset(df,x= = head(x,1))$ group
510    yvals<-subset(df,x= = head(x,1))$ ypos
511    fontSize<-3
512    gg<-ggplot(df,aes(x= x,y= ypos))+
513      geom_line(aes(group= group),colour= "grey80")+
514      geom_point(colour= "white",size= 8)+
515      geom_text(aes(label= y),size= fontSize)+
516      scale_y_continuous(name= "",breaks= yvals,labels= ylabs)
517    return(gg)
518  }
519
520  df<-tufte_sort(source_df,
521                 x= "year",
522                 y= "value",
523                 group= "group",
524                 method= "tufte",
525                 min.space= 0.05)
526
527  df<-transform(df,
528                 x= factor(x,levels= c(5,10,15,20),
529                           labels= c("5 years","10 years",
530                                     "15 years","20 years")),
531                 y= round(y))
532
533  plot_slopegraph(df)+ labs(title= "Estimates of %  survival rates")+
534    scale_x_discrete(expand= expand_scale(mult= 0.1))+
535    theme(axis.title= element_blank(),
536          axis.ticks= element_blank(),
537          plot.title= element_text(hjust= 0.5,
538                                    face= "bold"),
539          axis.text= element_text(face= "bold"))
```

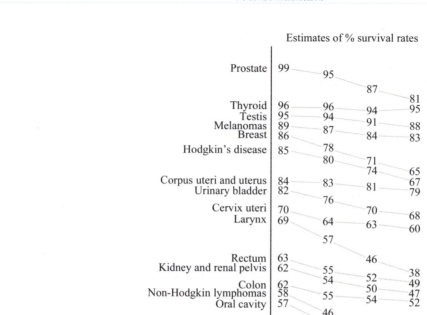

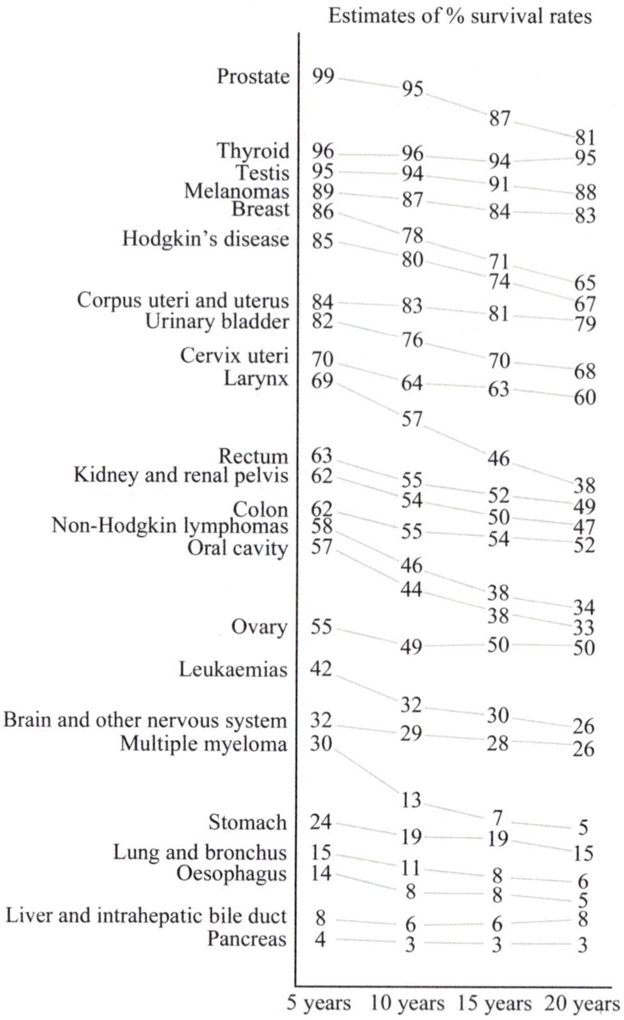

图 3-30 肿瘤生存率配对坡度图

3.9.3 面积图

面积图虽然也是用来展示趋势,但它在科研论文中肯定不及线图那般常见。让我们来认识一下这个新朋友(图 3-31)。

图 3-31 就是典型的填充式面积图。虽然也是曲线,但它绝对有别于前面介绍的密度曲线图。以图 3-31 为例,5 种不同的颜色展示了 BMI(体重指数)在 1975—2016 年间的变化趋势。除此之外,由于图 3-31 是填充式的排列,还能展示不同的组别在不同时间上的占比。接下来我们来熟悉一下如何

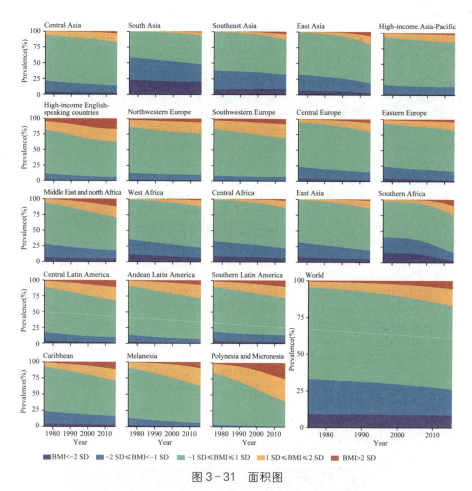

图 3-31 面积图

引自：NCD Risk Factor Collaboration (NCD-RisC). Worldwide trends in body-mass index, underweight, overweight, and obesity from 1975 to 2016: a pooled analysis of 2416 population-based measurement studies in 128.9 million children, adolescents, and adults [J]. Lancet, 2017, 390(10113):2627-2642.

用 ggplot2 绘制面积图，看看能不能复制出图 3-31。code 3-28 使用的是随机数据，所以图 3-32 与图 3-31 肯定存在差异。code 3-28 中，行 560 使用了 geom_area 几何对象，并将排列方式设置为"fill"。行 562，使用了 scale_y_continuous()函数对纵轴进行修饰，使纵轴起点与 x 轴之间无空隙（这种做法后文还会出现），并且让纵轴的标签呈现百分数的形式。

```
541  # code 3-28
542  bmi<-tibble(year= rep(1975:2016,5),
```

```
543            group= rep(c('BMI< -2SD','-2SD<= BMI< -1SD',
544                         '-1SD<=BMI<=1SD','1SD< BMI<=2SD',
545                         'BMI> 2SD'),each= 42),
546            prevalence= c(sample(1:10,42,replace= TRUE),
547                         sample(5:20,42,replace= TRUE),
548                         sample(30:50,42,replace= TRUE),
549                         sample(1:10,42,replace= TRUE),
550                         sample(1:10,42,replace= TRUE)))
551  bmi<-bmi %>%
552    mutate(group= factor(group,
553                         levels= c('BMI< -2SD',
554                                   '-2SD<=BMI< -1SD',
555                                   '-1SD<=BMI<=1SD',
556                                   '1SD< BMI<=2SD',
557                                   'BMI> 2SD')))
558
559  ggplot(bmi,aes(year,prevalence,fill= group))+
560    geom_area(color= NA,position= 'fill')+
561    scale_fill_lancet(name= '')+
562    scale_x_continuous(expand= c(0,0))+
563    scale_y_continuous(expand= c(0,0),
564                       labels= scales::percent)+
565    xlab('Year')+
566    ylab('Prevalence')+
567    guides(fill= guide_legend(ncol= 2))+
568    theme(legend.position= 'bottom')
```

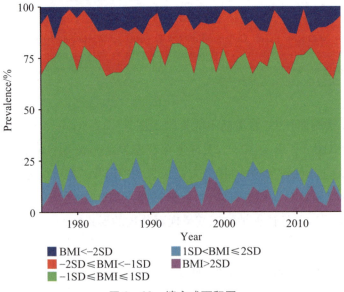

图3-32 填充式面积图

与密度曲线类似,面积图也可以进行堆栈式排列,在此就不再赘述了。

3.9.4 平滑曲线

平滑曲线在 ggplot2 中并不属于线条几何对象,而属于平滑几何对象(smooth)。在生物医学类的科研论文中,平滑曲线也十分常见。它常与散点图搭配使用,用来直观地展示 x 和 y 的关系。如图 3-33 所示,图中横轴变量和纵轴变量先经历了负相关关系,后又慢慢发展成为正相关关系。

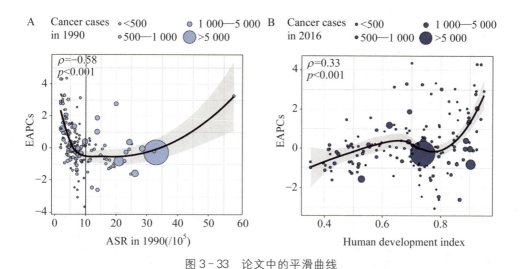

图 3-33 论文中的平滑曲线

引自:LIU Z, JIANG Y, YUAN H, et al. The trends in incidence of primary liver cancer caused by specific etiologies: Results from the Global Burden of Disease Study 2016 and implications for liver cancer prevention [J]. J Hepatol, 2019, 70(4):674-683.

R 语言中绘制平滑线条同样是非常简单的,只需利用 geom_smooth()函数即可(code 3-29;图 3-34)。

图 3-34 的 A、B 两图区别较明显。虽然用的是相同的数据,但是图 A 和图 B 在平滑曲线上明显不同。图 A 根据 cut 变量进行了分组,呈现出 5 条不同颜色的平滑曲线,而图 B 仅有一条蓝色的平滑曲线。这里暗藏了一个重要的技巧。首先,图 A 并没有什么好解释的,cut 变量不仅映射到散点上,也映射到平滑曲线上。因为,此处 geom_point()和 geom_smooth()共享一套映射系统。图 B 则不一样了,为了展示出数据的整体平滑曲线,笔者在 geom_point

()中和 geom_smooth()中分别定义了一套映射系统,两者彼此互不干扰(code 3-29,行580、582)。

```
570  # code 3-29
571  set.seed(2019)
572  dsamp<-diamonds[sample(nrow(diamonds),1000),]
573
574  p1<-ggplot(dsamp,aes(carat,price,fill= cut))+
575    geom_point(shape= 21,color= 'black',size= 3)+
576    geom_smooth(se= .8)+
577    theme(legend.position= c(.1,.8))
578
579  p2<-ggplot()+
580    geom_point(data= dsamp,aes(carat,price,fill= cut),
581               shape= 21,color= 'black',size= 3)+
582    geom_smooth(data= dsamp,aes(carat,price),se= .8)+
583    theme(legend.position= c(.1,.8))
584
585  plot_grid(p1,p2,ncol= 2,labels= LETTERS[1:2],
586            align= c('v','h'))
```

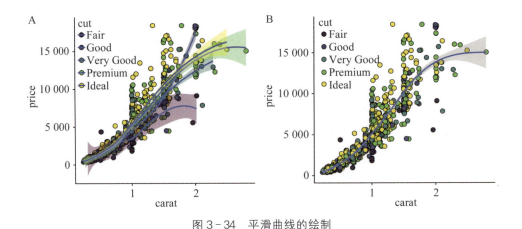

图3-34　平滑曲线的绘制

图3-34展示的是一个非常常用的小技巧,在后文中,会在很多图形中展示这种技巧的应用。geom_smooth()函数提供了很多种"平滑方案",比如默认的"loess"(局部回归),还有常用的"lm"(线性回归)。此外,我们还可以自定义一些方法,比如code 3-30和图3-35所展示的。

图3-35中展示了4种不同的回归方式:图A是简单的线性回归

"$y\sim x$",图 B 是二项式回归,图 C 是广义加性模型 GAM(图 A 和图 C 完全一样,是因为此处仅有一个 x,GAM 的效果与线性回归一样),图 D 是在 GAM 的基础上给 x 增加了一个样条。

```
# code 3-30

p<-ggplot(mtcars,aes(x= hp,y= mpg))+
  geom_point(size= 3,shape= 21,fill= '#5dc863',
             color= 'black')

p1<-p+ geom_smooth(method= "lm",
                   formula= y ~ x,size= 1)+
  ggtitle(label= 'liner model')

p2<-p+ geom_smooth(method= "lm",
                   formula= y ~ poly(x,2),
                   size= 1)+
  ggtitle(label= 'polynomial regression')

p3<-p+ geom_smooth(method= "gam",
                   formula= y ~ x,size= 1)+
  ggtitle(label= 'GAM model')

p4<-p+ geom_smooth(method= "gam",
                   formula= y ~ s(x),size= 1)+
  ggtitle(label= 'GAM model with spline')

plot_grid(p1,p2,p3,p4,ncol= 2,labels= LETTERS[1:4],
          align= c('v','h'))
```

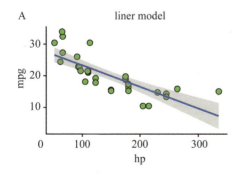
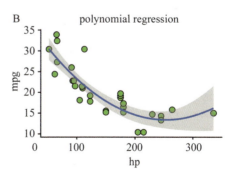

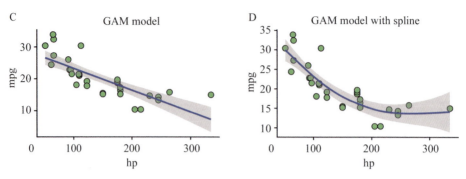

图 3-35　不同类型的回归曲线

3.9.5　生存曲线

生存曲线在生物医学类科研论文中十分常见。简单来说,生存曲线展示的是随着时间的推移某种指标的变化,通常都是用于展示研究对象的生存率,故称作生存曲线(图 3-36)。生存曲线下方展示的表格叫作风险表,表示在不同的时间点上不同组别中存活和死亡的研究对象数目。显然,生存曲线也是一种双连续型变量的图形。当然,如图 3-36 展示的那样,完全可以根据第 3 个分类变量进行分组。ggplot2 中并没有一个用作生存曲线的几何对象,但我们可以借助 survminer 包来实现(code 3-31;图 3-37)。

```
615  # code 3-31
616
617  install.packages("survminer")
618  library(survminer)
619  library(survival)
620
621  fit<-survfit(Surv(time,status)~ sex,data= lung)
622  p1<-ggsurvplot(fit,data= lung,
623              legend.title= 'Sex',
624              legend= c(.85,.8))
625
626  p2<-ggsurvplot(
627    fit,
628    data= lung,
629    size= 1,
630    palette= c("#E7B800","#2E9FDF"),
631    conf.int= TRUE,
632    pval= TRUE,
633    risk.table= TRUE,
```

```
634      risk.table.col= "strata",
635      legend.labs=
636        c("Male","Female"),
637      risk.table.height= 0.25,
638      ggtheme= theme_bw(),
639      legend.title= 'Sex',
640      legend= c(.85,.8)
641    )
642
643  arrange_ggsurvplots(list(p1,p2),ncol= 2,nrow= 1)
```

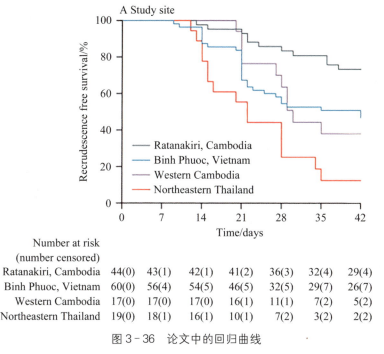

图 3-36　论文中的回归曲线

引自：PLUIJM R W, IMWONG M, CHAU N H, et al. Determinants of dihydroartemisinin-piperaquine treatment failure in Plasmodium falciparum malaria in Cambodia, Thailand, and Vietnam: a prospective clinical, pharmacological, and genetic study [J]. Lancet Infect Dis, 2019,19(9):952-961.

图 3-37 中展示了两组生存曲线，左图是最基本的形式，右图进行了适当的修饰，比如配色换了，添加了生存曲线 log-rank 检验得到的 P 值，并在生存曲线下方添加了风险表。值得注意的是，虽然 surviminer 包绘制出的生存曲线具有 ggplot2 图形的风格，但是它并非属于 ggplot2 大家族。因此，此前常

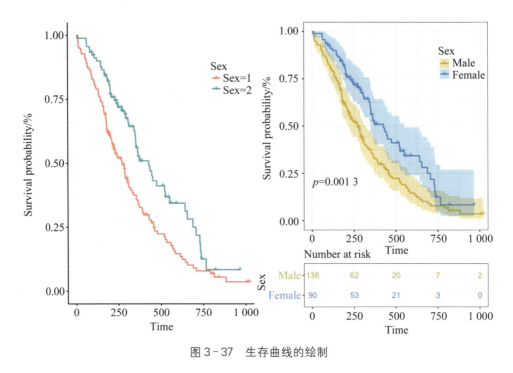

图3-37 生存曲线的绘制

用的 plot_grid() 拼图函数对其不起作用。读者如有拼图需要，可使用 surviminer 包中的 arrange_ggsurvplots() 函数。

3.10 三个连续型变量的三元相图

在前文中，我们也见到过三个连续型变量的情形：x 和 y 轴各一个，剩下的那个用散点的颜色或者大小来进行映射。其实，除了采用这种传统的方法，我们也可以采用一种新潮的方式——三元图(ternary diagram)。如图3-38右上角的三元图所示，在三角形的三条边上，分别可以展示3个不同的连续型变量的信息。三角形内部，又可以展示其他变量的信息。所以，三元图是一个看起来比较复杂的图形。使用这类图形的时候需要注意一点：图形和图例(figure legend)在论文中必须解释得十分清楚，否则编辑和审稿人会觉得图形难以阅读，反而降低对文章的好感度。所以在图3-38中，作者对这个三元图做了大量的注释。

R语言中，我们可以借助 ggplot2 的扩展包 ggtern 完成三元图的绘制，也可以借助更偏向基础绘图包语法的 Ternary 包进行绘制[①]。图 3-39 展示了一个最简单的三元散点图。仔细观察 code 3-32，你会发现 ggtern()函数定义了 x、y、z 三个坐标轴，这就是三元图和二元图的区别。但是三元图不同于三维图，因为它虽然展示了三维的数据，但是依然是在平面直角坐标系上（实际上，ggtern 有其自己的独立的坐标轴系统，并非常见的笛卡儿坐标系），而且对于科技期刊来说，平面图比三维图更有利于数据的展示。

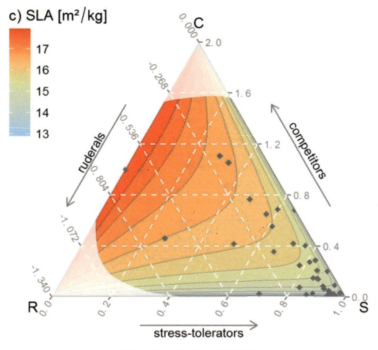

图 3-38　论文中的三元图

引自：KATTENBORN T. Linking canopy reflectance and plant functioning through radiative transfer models [D]. 2018. DOI：10.5445/IR/1000089168.

```
645  # code 3-32
646  install.packages('ggtern')
647  library(ggtern)
648
```

---

① 可以参考 https://cran.r-project.org/web/packages/Ternary/vignettes/Using-Ternary.html

```
649  set.seed(2019)
650  x<-data.frame(
651    x1= c(0.1,0.2,0.6,0.1,0.6,0.2),
652    x2= c(0.1,0.1,0.5,0.3,0.2,0.8),
653    x3= c(0.1,0.3,0.4,0.6,0.2,0.1),
654    label= LETTERS[1:6]
655  )
656
657  ggtern(data= x,aes(x1,x2,x3))+
658    geom_point(fill= "forestgreen",shape= 21,size= 4)+
659    geom_text(aes(label= label),vjust= 1.7)+
660    theme_bw()
```

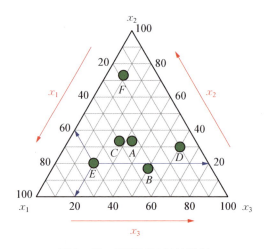

图 3-39　简单三元图的绘制

注：图中红色标签和箭头是笔者手动加上去的，是为了方便读者理解。ggtern2.1.0 版本默认还有这个功能，但是最新的 V3.1.0 版本将这个默认功能去除了。

图 3-39 的基本布局是 x_1、x_2 和 x_3 变量各占据三角形的一条边，x_1 的取值是从上至下递增，x_2 的取值是从下至上递增，x_3 的取值是从左往右递增，每条边上标注的刻度都是从 20 递增至 100，它并不表示变量的取值是 0～100，而是代表一个相对刻度，你可以把它想象成百分比。以点 E 为例，先不看数据，只看图 3-39。点 E 的位置上，x_1 变量的坐标值是最大的，大约是 60（60%），x_2 和 x_3 的坐标值应该很接近，都在 20 左右（如 3 条蓝色箭头所示）。

了解了基本的布局和原理后，我们就可以用三元图绘制一些可以论文中的图形了（code 3-33；图 3-40）。

```
663  # code 3-33
664  ggtern(data= iris,aes(x= Sepal.Length,
665                       y= Sepal.Width,
666                       z= Petal.Length,
667                       fill= Species,
668                       size= Petal.Width))+
669    Tlab("")+ Llab("")+ Rlab("")+
670    Tarrowlab("Sepal.Width")+
671    Larrowlab("Sepal.Length")+
672    Rarrowlab("Petal.Length")+
673    geom_point(shape= 21)+
674    scale_fill_npg()+
675    theme_showarrows()
```

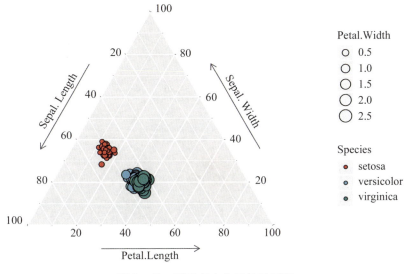

图 3-40 展示多个变量的三元图

如图 3-40 所示，笔者使用了 R 语言内置数据集 iris，在一张图中将 iris 数据集的 5 个变量一次性展示了出来。这张图还传递出了一些信息，比如从散点的颜色看，3 种不同品种的花分得很开，且这种差别主要体现在 Petal. Length 和 Sepal. Width 上。

除了结合散点，三元图也常与等高线、三维密度图结合在一起使用。图 3-41 展示了 3 个变量取值的密度，颜色越深的地方，取值越密集。

```
677  # code 3-34
678  set.seed(2019)
679  a<-tibble(x= rnorm(20 000,80,30),
680              y= rnorm(20 000,100,30),
681              z= rnorm(20 000,60,20))
682
683  ggtern(data= a,aes(x,y,z))+
684    stat_density_tern(aes(fill= ..level..,
685                          alpha= ..level..),
686                      geom= 'polygon')+
687    scale_fill_gradient(low= '#fcbba1',
688                        high= '#ef3b2c')+
689    theme_showarrows()+
690    guides(color= "none",fill= "none",
691          alpha= "none")
```

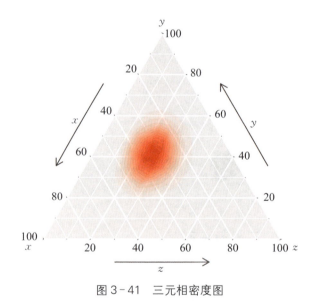

图 3-41 三元相密度图

3.11 雷达图

上一节的三元图可以在一张图上展示 5 个变量的信息,但是连续型变量展示的个数有限。当我们拿到 4~5 个,甚至更多连续型变量时,该如何在一张图上将它们的信息展示出来呢?雷达图就是一个非常好的选择。如图 3-

42 所示,在三个不同的组别中(cluster1~3),研究对象的特征分布是不同的(展示了 6 个维度上的区别),比如 cluster2 中老年人比例高,高血压患者比例高,而在 cluster3 中,男性比例高。所以,雷达图对于展示更高维度的连续型数据很有帮助。我们可以用 ggplot2 的扩展包 ggradar 轻松绘制出各样的雷达图。

ggradar()是一个高度集成的函数,如你所见,在正式绘图的时候,几乎什么也不用改变,只需要将数据传入函数,即可绘制出一幅完全可以拿去发表的雷达图。图 3-43 右侧的图例显得过大,与主图的比例不符,有些喧宾夺主,而 ggradar()函数似乎没有提供修改图例的太多选择,这是 ggradar 包的一个缺憾之处,所以我们可以在 Illustrator 中进行微小的修饰,使图形看起来更加协调。

ggradar 虽然简单方便,不过在绘图之前,需要我们对原始数据进行适当的改造,至少每个变量的取值必须是在 0~1 之间(code 3-35,行 702)。基于这个特点,雷达图尤其适用于展示比例数据,如图 3-42 所示。

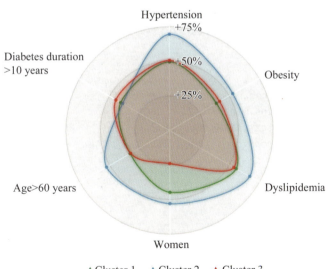

图 3-42　论文中的雷达图

引自:ERNANDE L, AUDUREAU E, JELLIS C L, et al. Clinical implications of echocardiographic phenotypes of patients with diabetes mellitus [J]. J Am Coll Cardiol, 2017, 70(14):1704-1716.

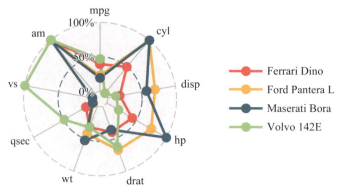

图 3-43 雷达图的绘制

```
694  # code 3-35
695  devtools::install_github("ricardo-bion/ggradar",
696                           dependencies= TRUE)
697  library(ggradar)
698  library(scales)
699
700  mtcars_radar<-mtcars %>%
701      as_tibble(rownames= "group")%>%
702      mutate_at(vars(-group),rescale)%>%
703      tail(4)%>%
704      select(1:10)
705
706  ggradar(mtcars_radar,group.point.size= 4,
707          group.line.width= 1.2,
708          legend.text.size= 8,
709          legend.position= 'right')
```

拓展阅读

1. YAN H. From data to viz[EB/OL]. (2020-02-18)[2022-04-12]. https://www.data-to-viz.com.

2. CLARKE E. Ggbeeswarm[EB/OL].（2020-02-19）[2022-04-12]. https://github.com/eclarke/ggbeeswarm.

3. YAN H. 2d density plot with ggplot2[EB/OL]. (2019-12-19)[2022-04-12]. https://r-graph-gallery.com/2d-density-plot-with-ggplot2.

4. KEIRSTEAD J. Create edward tufte style slopegraphs with R and ggplot2[EB/

OL]. (2019 - 12 - 24)[2022 - 04 - 12]. https://github.com/jkeirstead/r-slopegraph.

5. NCD Risk Factor Collaboration[EB/OL]. (2020 - 04 - 18)[2022 - 04 - 12]. https://ncdrisc.org/index.html.

6. KASSAMBARA A, KOSINSKI M, BIECEK P. Survminer: Survival analysis and visualization[EB/OL]. (2020 - 04 - 27)[2022 - 04 - 12]. https://rpkgs.datanovia.com/survminer/index.html.

7. MARTIN S R. Ternary: an r package for creating ternary plots[EB/OL]. (2022 - 05 - 01)[2022 - 04 - 12]. https://cran.r-project.org/web/packages/Ternary/index.html.

8. BION R. Ggradar: radar charts with ggplot2[EB/OL]. (2020 - 03 - 04)[2022 - 04 - 12]. https://github.com/ricardo-bion/ggradar.

第 4 章　基于离散变量的图形绘制

4.1　离散变量数据构成可视化

从本章开始,将为大家介绍离散变量。前文中已经多次出现它的身影(比如散点图中散点的颜色是由离散变量映射得到的),但都是作为配角,这一章将系统论述。离散变量,也称分类变量,构成了整个科研世界中变量的半壁江山。顾名思义,离散变量的取值不仅不连续,还是有限个的。不连续的特征是与连续型变量进行区分,有限个的特征是与计数变量进行区分。计数变量在数轴上虽然取值也不连续,但可以是无限个的,比如某个十字路口发生交通事故的次数,自然不会是1.5次、2.3次,但谁也不知道会发生多少次。

我们通常把离散变量的取值叫作分类水平。实际科研中,最常见的分类变量就是性别(男女之分),属于二分类变量;也可以是分类水平较多的变量,比如肿瘤类型(常见的肿瘤类型有30多种)。

4.1.1　饼图、戒指图、玫瑰图与华夫饼图

这一节我们先来探索一下分类变量内部各个分类水平的关系,即变量的构成。以饼图(pie)为例,如图 4-1 所示,这张饼图展示了男性和女性死因的构成比,扇形的面积代表了比例的高低。构图思路为扇形按照死因占比由高到低从12点钟方向顺时针排列,作者对每个扇形做了注释。不过这张图存在一个问题,就是颜色的选择不是十分恰当,深色偏多,导致扇形中黑色的字体不是特别清楚。如果改成白色字体,效果则会更好一些。

R语言的ggplot2中并没有饼图这种几何对象。Hadley认为饼图只不过是条形图的变形,即把原本的笛卡儿坐标系转换成了极坐标系。所以,ggplot2

第4章 基于离散变量的图形绘制

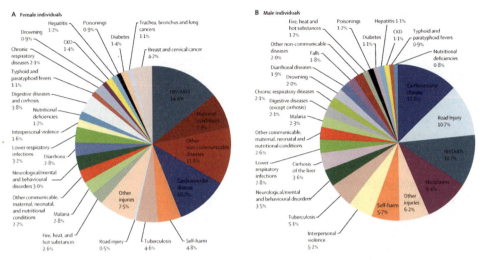

图4-1 论文中的饼图

引自：LOZANO R，NAGHAVI M，FOREMAN K，et al. Global and regional mortality from 235 causes of death for 20 age groups in 1990 and 2010：a systematic analysis for the Global Burden of Disease Study 2010 [J]. Lancet，2012，380(9859)：2095-2128.

中饼图的绘制是依靠条图和坐标系的转换完成的。

图4-2中，图A、图B两幅饼图的数据是完全一样的，图A的扇形排列没有什么规律，而图B在图A的基础上，对type变量按照count变量的大小进行了因子化(code 4-1，行733~734)。

```
711  # code 4-1
712  injuries<-tibble(type= c('Road injury','Self-harm','CVD',
713                           'Cancers','Infectious Diseases'),
714                   counts= c(214,123,69,24,17),
715                   share= counts/sum(counts)* 100)
716
717  p1<-ggplot(injuries,aes('',y= counts,fill= type))+
718    geom_bar(width= 1,size= 1,color= 'white',
719           stat= 'identity')+
720    coord_polar(theta= 'y')+
721    geom_text(aes(label= paste0(round(share,1),'% ')),
722            position= position_stack(vjust= .5))+
723    labs(x= NULL,y= NULL,fill= NULL,
724        title= "Injury proportion in young adults")+
725    scale_fill_npg()+
726    theme_classic()+
```

```
727      theme(axis.line= element_blank(),
728            axis.text= element_blank(),
729            axis.ticks= element_blank(),
730            plot.title= element_text(hjust= 0.5,
731                                     color= "#666666"))
732
733  injuries2<-injuries %>%
734    mutate(type= factor(type,levels= type[order(counts)]))
735  p2<-ggplot(injuries2,aes('',y= counts,fill= type))+
736    geom_bar(width= 1,size= 1,
737             color= 'white',stat= 'identity')+
738    coord_polar(theta= 'y')+
739    geom_text(aes(label= paste0(round(share,1),'% ')),
740              position= position_stack(vjust= .5))+
741    labs(x= NULL,y= NULL,fill= NULL,
742         title= "Injury proportion in young adults")+
743    scale_fill_npg()+
744    theme_classic()+
745    theme(axis.line= element_blank(),
746          axis.text= element_blank(),
747          axis.ticks= element_blank(),
748          plot.title= element_text(hjust= 0.5,
749                                   color= "#666666"))+
750    guides(fill= guide_legend(reverse= TRUE))
751
752  plot_grid(p1,p2,ncol= 2,labels= LETTERS[1:2],
753            align= c('v','h'))
```

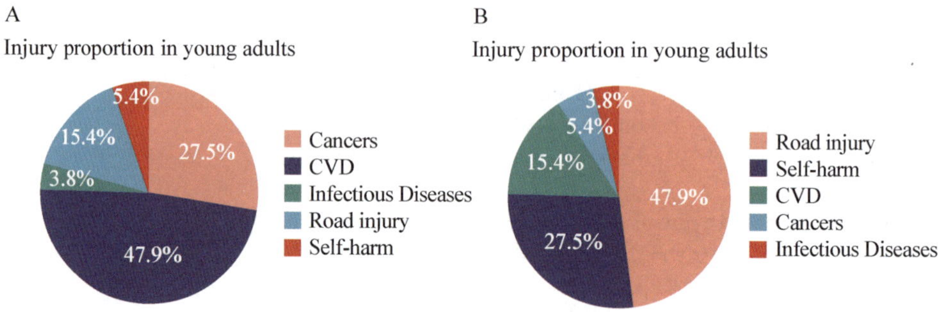

图 4-2　饼图的绘制

饼图的绘制代码如 code 4-1 所示，有 3 点需要大家注意。一是饼图的绘制需要进行 x 轴和 y 轴的变量映射，虽然图中并没有体现出来，但是假如真的对 x 进行了变量映射，就是另外一种情形了。所以在此处代码中对 x 进行了

"虚假映射",给了一个空的字符串,或者将 x 赋值为 1、2 等数字也行。二是要记住饼图其实是条图变换过来的,所以还是使用条柱这种几何对象(geom_bar)。三是完成变量映射后,要将条柱变成扇面,还需进行坐标轴转换(code 4-1,行 720、738)。下面我们来看一下如果对 x 进行真实的变量映射会是什么样子,如 code 4-2 和图 4-3 所示。

```
755  # code 4-2
756  ggplot(injuries,aes(x= type,y= counts,fill= type))+
757    geom_bar(width= 1,color= 'black',stat= 'identity')+
758    coord_polar(theta= 'x')+
759    geom_text(aes(label= paste0(round(share,1),'% '),
760                  y= counts+ 2))+
761    labs(x= NULL,y= NULL,fill= NULL,
762         title= "Injury proportion in young adults")+
763    scale_fill_tron()+
764    theme_bw()+
765    theme(axis.text.x= element_text(size= 13,color= 'black',
766                                    angle= seq(- 30,- 330,len= 5)),
767          plot.title= element_text(hjust= 0.5,color= "#666666"),
768          panel.border= element_blank(),
769          axis.text.y= element_blank(),
770          axis.ticks.y= element_blank(),
771          legend.position= 'none')
```

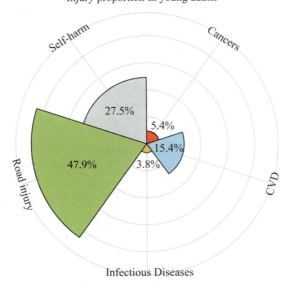

图 4-3　玫瑰图的绘制

如你所见，如果对 x 进行变量映射（将 type 变量映射上去），图 4-3 呈现出了一种新的形态——玫瑰图。玫瑰图同样也是条形图的变形，因此也可以用来展示多组数据（code 4-3；图 4-4）。此处我们将 age 这个分类变量赋值给 fill 属性，然后选择默认的堆栈排列方式。相比于普通饼图，玫瑰图不仅能够展示各个分类水平的占比，还能以扇形的半径展示其绝对数。

```
773  # code 4-3
774  injuries<-tibble(age= rep(c('Young adults',
775                              'Middle-aged people',
776                              'the elders'),each= 5),
777                   type= rep(c('Road injury','Self-harm','CVD',
778                              'Cancers','Infectious Diseases'),3),
779                   counts= c(214,123,69,24,17,
780                             129,110,201,101,45,
781                             56,32,212,189,78))
782  injuries<-injuries %>%
783    mutate(age= factor(age,levels= c('Young adults',
784                                     'Middle-aged people',
785                                     'the elders')))
786  injuries<-injuries %>%
787    mutate(type= factor(type,levels= c('CVD','Road injury',
788                                       'Cancers','Self-harm',
789                                       'Infectious Diseases')))
790  ggplot(injuries,aes(x= type,y= counts,fill= age))+
791    geom_bar(width= 1,color= 'black',
792             stat= 'identity',size= .2)+
793    coord_polar(theta= 'x')+
794    labs(x= NULL,y= NULL,fill= NULL,
795         title= "Injury proportion in young adults")+
796    scale_fill_brewer(palette= 'Blues')+
797    theme(plot.title= element_text(hjust= 0.5,
798                                   color= "#666666"),
799          axis.text.x= element_text(size= 13,
800                                    color= 'black',
801                                    angle= seq(-30,-330,
802                                               len= 5)))
```

戒指图（ring plot）也是展示数据分布的方式之一，但是相比于饼图和玫瑰图，它出现的比例更低。其本身可以算是饼图的变形，无非是中间被"掏了一个洞"（图 4-5）。code 4-4 的关键点在于设置条柱的宽度（width；行 811），以及设置 x 轴的取值范围（xlim；行 824）。读者可以尝试改变这两个参数的取值，看看图形会发生什么变化。

第4章 基于离散变量的图形绘制

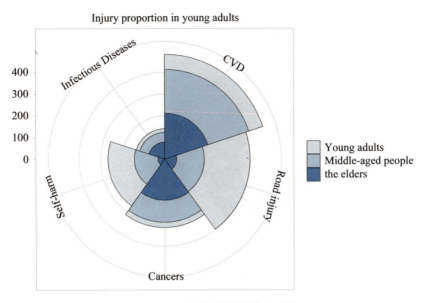

图4-4 分组堆栈排列的玫瑰图

```
804  # code 4-4
805  injuries<-tibble(type= c('Road injury','Self-harm','CVD',
806                           'Cancers','Infectious Diseases'),
807                   counts= c(114,103,69,54,47),
808                   share= counts/sum(counts)* 100)
809
810  ggplot(injuries,aes(x= 1,y= share,fill= type))+
811    geom_bar(width= 0.3,stat= 'identity')+
812    coord_polar(theta= 'y')+
813    geom_text(aes(label= paste0(round(share,1),'% ')),
814              position= position_stack(vjust= .5))+
815    labs(x= NULL,y= NULL,fill= NULL,
816         title= "Injury proportion in young adults")+
817    scale_fill_npg()+
818    theme_void()+
819    theme(axis.line= element_blank(),
820          axis.text= element_blank(),
821          axis.ticks= element_blank(),
822          plot.title= element_text(hjust= 0.5,
823                                   color= "#666666"))+
824    xlim(0.5,1.5)
```

当然，如果你喜欢更简单的版本，ggpubr包提供了集成化程度很高的函数 ggdonutchart()，使用起来更加方便。不过用惯了 ggplot2 的用户，可能对

ggpubr 的语法不太习惯,这个包虽然是以"gg"开头,但是并不是属于 ggplot2 的扩展包,两者的语法有本质区别(code 4-5;图 4-6)。

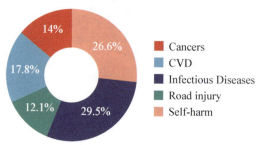

图 4-5　戒指图的绘制

```
826  # code 4-5
827  install.packages('ggpubr')
828  library(ggpubr)
829
830  ggdonutchart(injuries,'share',
831               label= paste0(round(injuries$share),'%'),
832               fill= 'type',color= 'white',
833               palette= 'lancet')
```

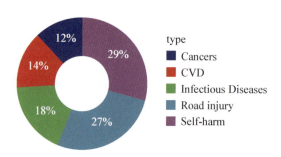

图 4-6　利用 ggpubr 包绘制戒指图

还有一种展示数据占比的方式,叫作华夫饼图。想象一下华夫饼的样子——一块长方形的饼被一个个的小方格隔开了。华夫饼图正是利用这个方格的特征来绘制数据的占比。虽然这种图形在科研论文中也存在,但是不常见。图 4-7 就是典型的华夫饼图,不同颜色的方格表示不同的分类,方格越多,占比越大。

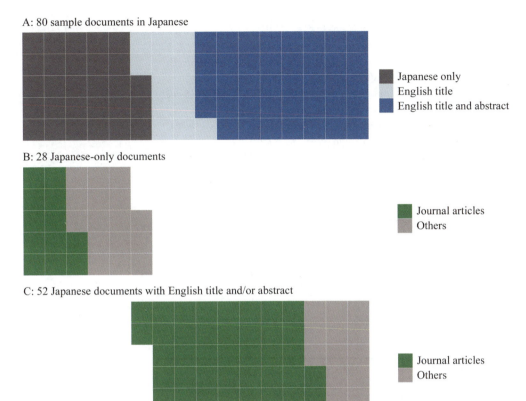

图4-7 论文中的华夫饼图

引自：AMANO T, GONZÁLEZ-VARO J P, SUTHERLAND W J. Languages are still a major barrier to global science [J]. PLoS Biol, 2016, 14(12): e2000933.

ggplot2中也并无华夫饼这种几何对象，但是大家观察图4-7就会发现，所谓的华夫饼，不过是方格而已，所以我们可以利用ggplot2中的tile这种几何对象进行绘制（code 4-6；图4-8）。code 4-6中，对绘图部分不再作太多说明，主要是前期的数据准备值得大家注意一下。笔者生成了一个100行的数据框，每一行都对应一种疾病，这100行数据刚好可以投影到10×10的方格中，就像图4-7所展示的那样。你也可以选择5×5、8×8的方格，关键在于你的数据要刚好能够填满这些方格。当然，如果填不满，也没关系，没有数据的方格，可以用白色填充，表示缺失。

```
835  # code 4-6
836  type= c('Road injury','Self-harm','CVD',
```

```
837             'Cancers','Hepatitis','TB','HIV',
838             'CKD')
839 nrows<-10
840 df<-expand.grid(y= 1:nrows,x= 1:nrows)
841 df$ type<-rep(type,times= c(23,17,10,5,5,12,16,12))
842
843 ggplot(df,aes(x= x,y= y,fill= type))+
844   geom_tile(color= "black",size= 0.5)+
845   scale_x_continuous(expand= c(0,0))+
846   scale_y_continuous(expand= c(0,0),
847                      trans= 'reverse')+
848   scale_fill_brewer(palette= "Set3")+
849   theme(panel.border= element_rect(size= 2,
850                                    color= 'black'),
851         axis.text= element_blank(),
852         axis.title= element_blank(),
853         axis.ticks= element_blank(),
854         legend.title= element_blank(),
855         legend.position= "right")
```

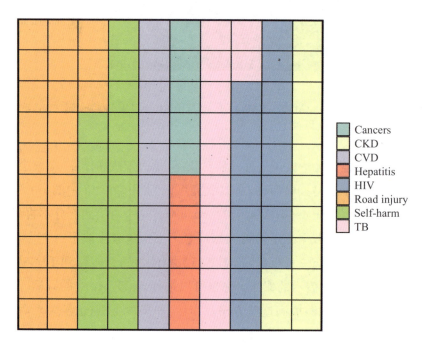

图 4-8 华夫饼图的绘制

4.1.2 方格树图和系统树图

上文介绍的多数图形仅能展示一层信息,当在分类变量的不同水平下还存在子水平时,则需要一种能够呈现出这种"嵌套"样式的图形。此处我们介绍两种更少见但是也更高级的占比图,第一种是树图(图 4-9),另一种是系统树图。为了与后文的系统树图区分,我们将这种树图统称为"方格树图"。方格树图从外形上看类似于华夫饼图,但它能够展示至少两层分类信息,即在大方格中又做了进一步细分,呈现出一种嵌套的感觉。因此,可以看作"细分之后再细分"。

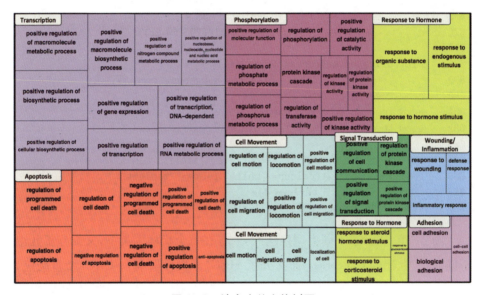

图 4-9　论文中的方格树图

引自:ÇELEN İ, ROSS K E, ARIGHI C N, et al. Bioinformatics knowledge map for analysis of Beta-Catenin function in cancer [J]. PLoS One, 2015,10(10): e0141773.

为了更方便呈现这种图形,我们可以采用专门用来绘制这种图形的 treemapify 包,它提供了用来绘制方格树图的几何对象(code 4-7;图 4-10)。

```
857  # code 4-7
858  install.packages('treemapify')
859  library(treemapify)
860  set.seed(2019)
```

```
861  diseases<-data.frame(type= rep(c('CVD','Infections','Cancer',
862                                   'Metabolic','Digestive','CNS'),
863                                 times= c(5,5,5,3,4,6)),
864              diseases= c('Heart attack','Stroke','CHD',
865                          'Arrhythmia','Heart failure',
866                          'Hepatitis','Malaria','HIV',
867                          'TB','Influenza','HCC','CRC',
868                          'Lung','Gastric','Breast',
869                          'Diabetes','Hypertention',
870                          'Mucolipidoses','IBD',
871                          'Celiac Disease',
872                          "Crohn's Disease",'Diarrhea',
873                          'Autism','ADHD',
874                          'Depression','Meningitis',
875                          'Migraine','GBM'),
876              freqs= sample(20:60,28))
877
878  ggplot(diseases,aes(area= freqs,fill= type,
879                      label= diseases,subgroup= type))+
880    geom_treemap(color= 'gray20')+
881    geom_treemap_subgroup_border()+
882    geom_treemap_subgroup_text(place= "centre",grow= T,
883                               alpha= 0.5,colour= "black",
884                               fontface= "italic",min.size= 0)+
885    geom_treemap_text(colour= "white",place= "topleft",
886                      reflow= T)+
887    scale_fill_brewer(palette= 'Set2')
```

图4-10展示了不同类型疾病的分布,在每个疾病大类下,又细分了几个不同的小类,比如Cancers下面又分了HCC(原发性肝癌)、CRC(结直肠癌)等。方块的面积代表该类别的占比(图中数字均为随机生成,无任何实际意义)。

方格树图用于展示两层分组信息。当遇到多层分组信息时,饼图和树图就都不能够胜任了,这时我们可以采用第三种和第四种方案。

第三种方案是系统树图(dendrogram),第四种方案是弹珠图(circular packing)。这两种方式看起来都比较复杂,感兴趣的读者可以探索一下。

系统树图往往是用来展示不同观测对象之间远近关系的,因此,它是基于"层次聚类"的方法做出来的。虽然用它来表示分类,好像有点"张冠李戴",但其实我们也可以这么做,因为一个分组内的元素,本身"距离"就比较接近,而

第 4 章 基于离散变量的图形绘制

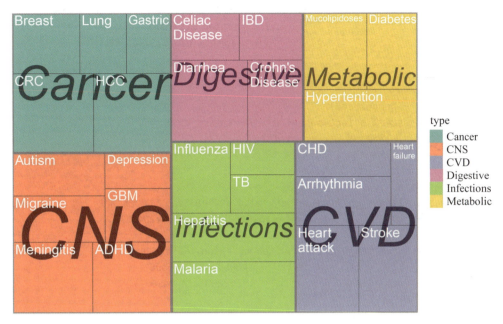

图 4-10 方格树图的绘制

不同分组内的元素,"距离"则较远。所以,在绘图之前,还是需要做很多准备工作,比如生成一个能反映距离的数据(code 4-8)。

```
889  # code 4-8
890  set.seed(2019)
891  diseases<-data.frame(type= rep(c('CVD','Infections','Cancer',
892                                    'Metabolic','Digestive','CNS'),
893                                 times= c(5,5,5,3,4,6)),
894                       diseases= c('Heart attack','Stroke','CHD',
895                                    'Arrhythmia','Heart failure',
896                                    'Hepatitis','Malaria','HIV',
897                                    'TB','Influenza','HCC','CRC',
898                                    'Lung','Gastric','Breast',
899                                    'Diabetes','Hypertention',
900                                    'Mucolipidoses','IBD',
901                                    'Celiac Disease',
902                                    "Crohn's Disease",
903                                    'Diarrhea','Autism',
904                                    'ADHD','Depression',
905                                    'Meningitis',
906                                    'Migraine','GBM'),
```

```r
                         freqs= sample(20:60,28),
                         parentId= rep(seq(1,11,2),
                                        times= c(5,5,5,3,4,6)),
                         id= 1:28)
row.names(diseases)<-diseases$diseases

library(dendextend)
diseases %>% select(parentId,id)%>% dist()%>%
  hclust()%>% as.dendrogram()-> dend

op<-par(mar= c(9,1,2,2))
dend %>%
  set("labels_col",value= c("#a1dd70","#8559a5","#00bdaa",
                            '#ffb961','#ff0000','#204969'),
      k= 6)%>%
  set("branches_k_color",value= c("#a1dd70","#8559a5",
                                  "#00bdaa",'#ffb961',
                                  '#ff0000','#204969'),
      k= 6)%>%
  plot(axes= FALSE)

legend('topright',lty= 1,col= c("#a1dd70","#8559a5",
                                "#00bdaa",'#ffb961',
                                '#ff0000','#204969'),
       legend= c('CVD','Infections','CNS','Cancer',
                 'Metabolic','Digestive'),
       bty= 'n',
       y.intersp= .7)
my_colors<-paste0('gray',100-diseases$freqs)
colored_bars(colors= my_colors,dend= dend,rowLabels= 'Freq')
par(op)

### 生成色条
color.bar<-function(lut,min,max= -min,nticks= 11,
                    ticks= seq(min,max,len= nticks),title= ''){
  scale= (length(lut)- 1)/(max- min)

  dev.new(width= 1.75,height= 5)
  plot(c(0,10),c(min,max),type= 'n',bty= 'n',xaxt= 'n',xlab= '',
       yaxt= 'n',ylab= '',main= title)
  axis(2,ticks,las= 1)
  for(i in1:(length(lut)-1)){
    y= (i-1)/scale+ min
    rect(0,y,10,y+ 1/scale,col= lut[i],border= NA)
```

```
952       }
953     }
954 
955     lut<-rev(gray.colors(40,start= .4,end= .8))
956     color.bar(lut,min= 20,max= 60,title= 'Freq',nticks= 5)
```

code 4-8 中的数据与图 4-10 的数据相同,但是笔者在数据集中增加了两个变量(code 4-8,行 908、910),第一个是 paraentId,用 1、3、5、7、9、11 等 6 个数字标识 6 个不同的疾病分类,然后再生成一个变量 id,用来标识每种不同的疾病。我们现在就可以利用这两个变量对这 28 个疾病进行距离计算了(code 4-8,行 915~916)。

此处,我们利用 hclust()函数来计算距离。然后将距离矩阵转成系统树对象 dend,这一步是由 dendextend 包完成的。完成数据准备后,就可以绘图了。这里采用的是基础绘图包的绘图形式。legend()函数用来添加图例,colored_bars()用来在图形下方添加一个色条,用以表示 Freq 变量的大小。此处我采用的是灰色系。

但是 legend()函数不能生成一个灰色的色条作为下方 Freq 变量的图例,只能借助其他方法。code 4-8 中定义了一个 color.bar 函数,专门用来生成色条。

生成一个灰色的色条后,我们将主图与色条拼接在一起了,如图 4-11 所示。

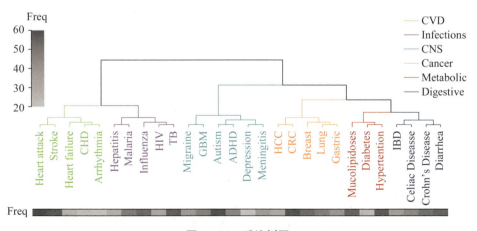

图 4-11 系统树图

由于弹珠图在科研论文中比较罕见,在此就不作介绍了。

4.2 离散变量数据分布可视化

4.2.1 单组条形图及其变形

上一小节介绍的是离散变量的构成,这一小节讲离散变量的分布。构成和分布是两个概念。前者着重反映每个部分的占比;后者着重反映数据的数字特征,比如中位数及极差等。

在科研论文中,我们习惯于用条形图来反映分类数据的分布特征。再次强调一遍,这与前文介绍的连续型变量的分布是截然不同的。ggplot2 中,条柱对应的几何对象函数为 geom_bar(),但是初学者在使用该函数的时候容易报错。

Hadley 在创造条柱这个几何对象时,赋予它的功能是展示计数数据(或者频数),即每种分类水平一共有多少个。假如去看 geom_bar() 的帮助文档,你会发现示例代码中,通常不会定义 y 这个属性。是不是不定义就不会有"东西"映射到 y 轴上呢?显然不是,否则是不会看到图形有 y 轴(count)出现的(默认情况下,y 轴展示的数据是计数,因此 y 轴的标签是"count")。所以即便不定义 y 轴,也会有 count 这个变量映射上去。

那假如我们不想映射 count 到 y 轴,而是想映射一个当前数据集中的变量呢?这就要求我们必须定义 y 的属性了。通常有两种方式,如 code 4-9 所示。这里需要注意一下,code 4-9 行 963 中没有定义 y,而是将 Var2 赋值给了 weight(权重),这么写的意思是:让 Var1 根据 Var2 的权重来进行计数,说白了就是在 Var1 的分类水平上对 Var2 进行计数。code 4-9 行 966 中定义了 y,但与此同时,在 geom_bar() 中将该几何对象的默认统计属性"count"改成了"identity",表示不要计数,而是维持变量 y 的原状。code 4-9 中展示的这两种语法都是合理的。

```
959  # code 4-9
960  df<-tibble(Var1= rep(c('M','F'),20),
961            Var2= sample(1:10,40,replace= T))
962
```

```
963  ggplot(df,aes(x= Var1,weight= Var2))+
964    geom_bar()
965
966  ggplot(df,aes(x= Var1,y= Var2))+
967    geom_bar(stat= 'identity')
```

code 4-10 和图 4-12 展示了最基本的条形图画法。图 4-12B 是在图 4-12A 的基础上进行了一些微小的修饰,但从外观上看,图形已经发生了很大的改变。具体表现为:图形的主题由默认改成了 classic(行 997);在背景添加了灰色的横线(行 993);条柱落在了 x 轴上而不再悬空(行 996)。读者以后在绘制条形图时,尽量向这种风格靠近。首先,默认的灰色背景在科研论文中不利于数据的呈现,尤其是当论文被分辨率不高的黑白打印机打印出来后,更显模糊。其次,添加背景灰色横线,有利于在各组之间进行横向比较,谁高谁低一目了然。读者在添加背景横线时,也要注意几点:①背景线条也属于几何对象,遵循图层叠加的基本原则,所以先绘制背景线,就不会导致条柱等主要元素被遮盖;②背景线条只是辅助元素,因此尽量选择淡色,比如浅灰色,或者选择虚线(linetype=2);③让"悬空"的条柱"落地",即 y 轴的起点从坐标轴原点出发,这更加符合科研论文的排版要求。

```
969  # code 4-10
970  injuries<-tibble(age= rep(c('Young adults',
971                              'Middle-aged people',
972                              'the elders'),each= 5),
973                   type= rep(c('Road injury','Self-harm',
974                               'CVD','Cancers',
975                               'Infectious Diseases'),3),
976                   counts= c(214,123,69,24,17,
977                             129,110,201,101,45,
978                             56,32,212,189,78))
979  injuries<-injuries %>%
980    mutate(age= factor(age,levels= c('Young adults',
981                                     'Middle-aged people',
982                                     'the elders')))
983  injuries<-injuries %>%
984    mutate(type= factor(type,levels= c('CVD','Road injury',
985                                       'Cancers','Self-harm',
986                                       'Infectious Diseases')))
987
```

```
988  p1<-ggplot(injuries,aes(age,weight= counts,fill= type))+
989    geom_bar(color= 'black',width= .7,position= 'dodge')+
990    scale_fill_lancet()
991
992  p2<-ggplot(injuries,aes(age,weight= counts,fill= type))+
993    geom_hline(yintercept= seq(50,200,50),color= 'gray')+
994    geom_bar(color= 'black',width= .7,position= 'dodge')+
995    scale_fill_lancet()+
996    scale_y_continuous(expand= c(0,0))+
997    theme_classic()
998
999  plot_grid(p1,p2,ncol= 1,labels= c('A','B'))
```

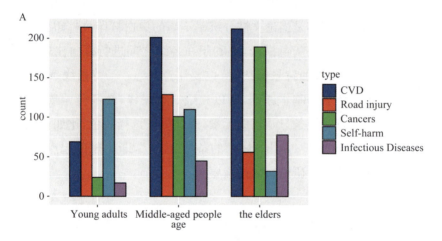

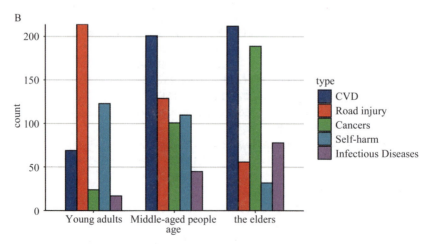

图 4-12 条形图的绘制

图 4-12 中所有条柱都使用了"并排式"的排列方式。ggplot2 中,通常使用的条柱排列方式有 3 种,除了"并排式",还有"堆栈式"(默认)和"填充式",读者可以根据不同的情况使用不同的方式。

在 code 4-11、图 4-13 中,条柱采用了两种不同的排列方式。细心的读者可能会注意到,虽然图 4-13 与图 4-12 采用的是同一套数据,但是图形却相差甚远。这是因为两者采用的 x 轴变量不同。图 4-13 采用了"往上堆"的方式。为了使 x 轴显得不那么空、y 轴不那么高,我们把 type 变量作为横轴变量,而 age 变量用于颜色映射(type 变量有 5 个分类水平,而 age 只有 3 个)。

总的来说,堆栈式排列有利于横向比较,不同 type 之间的高低一目了然;填充式排列有利于纵向比较,不同 type 中年龄的分布十分清晰(细心的读者也许已经发现图 4-13 中的横坐标刻度标签转了个角度,后文会作介绍,在此暂不解释)。而图 4-12 中的并排式排列则有利于内部不同水平的大小比较。

```
1001  # code 4-11
1002  p1<-ggplot(injuries,aes(type,weight= counts,fill= age))+
1003    geom_hline(yintercept= seq(100,400,100),color= 'gray')+
1004    geom_bar(color= 'black',width= .7,position= 'stack')+
1005    scale_fill_brewer(palette= 'Accent')+
1006    scale_y_continuous(expand= c(0,0))+
1007    theme_classic()+
1008    theme(axis.text.x= element_text(angle= 45,hjust= 1))
1009
1010  p2<-ggplot(injuries,aes(type,weight= counts,fill= age))+
1011    geom_bar(color= 'black',width= .7,position= 'fill')+
1012    scale_fill_brewer(palette= 'Accent')+
1013    scale_y_continuous(expand= c(0,0))+
1014    theme_classic()+
1015    theme(axis.text.x= element_text(angle= 45,hjust= 1))
1016
1017  plot_grid(p1,p2,ncol= 1,labels= c('A','B'))
```

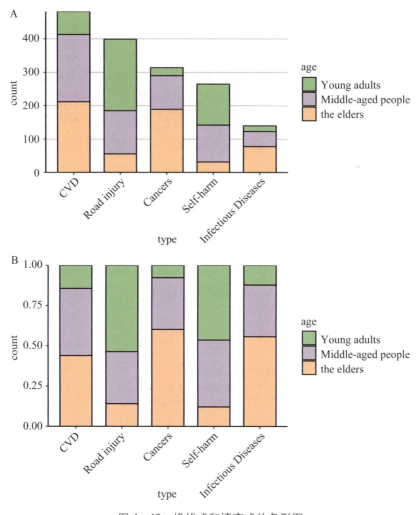

图4-13 堆栈式和填充式的条形图

绘制条形图时,由于 x 轴上展示的是变量的不同分类水平,在 ggplot2 中,假如我们事先没有对 x 轴上的分类变量进行分类水平定义的话,它就默认按照字母表的顺序来进行排列,而不会考虑到 y 轴上实际对应的数值大小。这样出来的图形有一种"横看成岭侧成峰,远近高低各不同"的感觉。比如 code 4-12 所对应的图4-14,这张条形图虽然看着清晰,但是由于分组太多,条柱高低起伏,让人第一眼抓不到主要信息。

```
1019  # code 4-12
1020  set.seed(2019)
1021  injuries<-tibble(
1022                type= c('Heart attack','Stroke','CHD',
1023                        'Arrhythmia','Heart failure',
1024                        'Hepatitis','Malaria','HIV',
1025                        'TB','Influenza','HCC','CRC',
1026                        'Lung','Gastric','Breast',
1027                        'Diabetes','Hypertention',
1028                        'Mucolipidoses','IBD',
1029                        'Celiac Disease',
1030                        "Crohn's Disease",'Diarrhea',
1031                        'Autism','ADHD',
1032                        'Depression','Meningitis',
1033                        'Migraine','GBM'),
1034                counts= sample(20:100,28))
1035
1036  ggplot(injuries,aes(type,weight= counts))+
1037    geom_hline(yintercept= seq(20,100,10),color= 'gray')+
1038      geom_bar(color= 'black',width= .7,fill= '#00bdaa',size= .3)+
1039    scale_y_continuous(expand= c(0,0))+
1040    theme_classic()+
1041    theme(axis.text.x= element_text(angle= 45,hjust= 1))
```

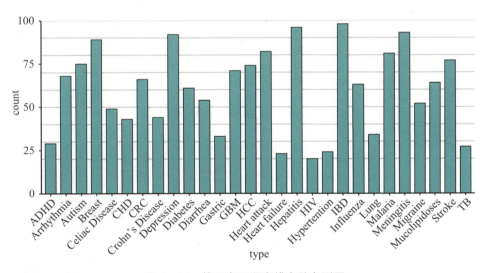

图 4-14　按照字母顺序排序的条形图

为了避免这种现象,最好在绘图之前对 x 轴上的分类水平按照 y 轴数值的高低进行排序。如 code 4-13 和图 4-15 所示,图 A 和图 B 都对 y 轴进行了排序,但是排序的方向刚好相反,图 A 是升序(code 4-13,行 1045),图 B 是降序(code 4-13,行 1055~1059)。

```
1043  # code 4-13
1044  injuries<-injuries %>% mutate(
1045    type= factor(type,levels= type[order(counts)]))
1046
1047  p1<-ggplot(injuries,aes(type,weight= counts))+
1048    geom_hline(yintercept= seq(20,90,10),color= 'gray')+
1049    geom_bar(color= 'black',width= .7,
1050         fill= '#00bdaa',size= .3)+
1051    scale_y_continuous(expand= c(0,0))+
1052    theme_classic()+
1053    theme(axis.text.x= element_text(angle= 45,hjust= 1))
1054
1055  injuries2<-injuries %>% mutate(
1056    type= factor(type,levels= rev(type[order(counts)])))
1057  # or:
1058  # injuries2<-injuries %>% mutate(
1059  # type= factor(type,levels= type[order(counts,decreasing= T)]))
1060
1061  p2<-ggplot(injuries2,aes(type,weight= counts))+
1062    geom_hline(yintercept= seq(20,90,10),color= 'gray')+
1063    geom_bar(color= 'black',width= .7,
1064         fill= '# a1dd70',size= .3)+
1065    scale_y_continuous(expand= c(0,0))+
1066    theme_classic()+
1067    theme(axis.text.x= element_text(angle= 45,hjust= 1))
1068
1069  plot_grid(p1,p2,ncol= 1,labels= c('A','B'),
1070         align= c('v','h'))
```

对于这种排序形式的条形图,我们也经常将其 x 轴和 y 轴互换位置,即让条柱进行水平延伸(code 4-14;图 4-16)。当然,选择横向排列还是纵向排列完全取决于你的图形的排版需求,并无特定规则。

图 4-16 是图 4-15 的变形,最显著的变化是坐标轴的位置互换了(code 4-14,行 1078、1085)。图 4-16 中,图 A 和图 B 也有不同,图 B 是在图 A 的基础上进一步修饰得到的。主要的修饰体现在:①颜色换了;②图 B 中的坐标

第4章 基于离散变量的图形绘制

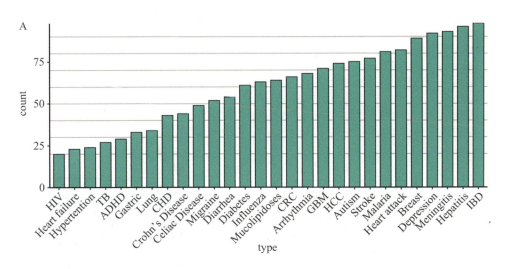

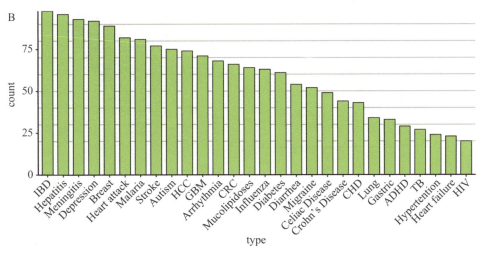

图 4-15 升序和降序排列的条形图

```
1072  # code 4-14
1073  p1<-ggplot(injuries,aes(type,weight= counts))+
1074    geom_bar(color= 'black',width= .7,
1075         fill= '#a1dd70',size= .3)+
1076    scale_y_continuous(expand= c(0,0))+
1077    theme_classic()+
1078    coord_flip()
1079
1080  p2<-ggplot(injuries,aes(type,weight= counts))+
1081    geom_bar(color= 'black',width= .7,
1082         fill= '#28c3d4',size= .3)+
```

```
1083        scale_y_continuous(expand= c(0,0),position= 'right')+
1084        theme_classic()+
1085        coord_flip()+
1086        xlab('')+ ylab('')
1087
1088    plot_grid(p1,p2,ncol= 2,labels= c('A','B'),
1089              align= c('h'))
```

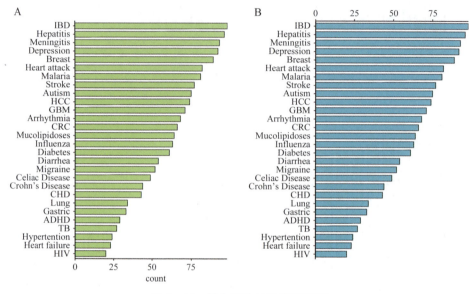

图 4-16 横向延伸的排序条形图

轴标签都不见了(code 4-14,行 1086);③图 B 中的横轴出现在了图形的上方(code 4-14,行 1083)。很多读者对于 position="right"比较困惑,为什么坐标轴明明出现在上方,position 参数的赋值却不是"top"呢？其实,在不转换坐标轴时,count 变量出现在左边,转换后,如图 4-16A 所示,count 变量出现在下方,所以为了让坐标轴转换后 count 变量出现在上方,我们可以设置原本的 count 变量出现在右边。

这种按数值大小排序的条形图在数据有正有负的时候更加管用。如 code 4-15 和图 4-17 所示,不同疾病的变化趋势一目了然,且能看出哪种疾病发病率上升速度最快,哪种疾病下降速度最快。

```
# code 4-15
set.seed(2019)
df<-tibble(diseases= c('Heart attack','Stroke','CHD',
                      'Arrhythmia','Heart failure',
                      'Hepatitis','Malaria','HIV',
                      'TB','Influenza','HCC','CRC',
                      'Lung','Gastric','Breast',
                      'Diabetes','Hypertention',
                      'Mucolipidoses','IBD',
                      'Celiac Disease',
                      "Crohn's Disease",'Diarrhea',
                      'Autism','ADHD','Depression',
                      'Meningitis',
                      'Migraine','GBM'),
           trends= rnorm(28,0,2))
df<-df %>% mutate(
  diseases= factor(diseases,
                   levels= rev(diseases[order(trends)])))

ggplot(df,aes(diseases,weight= trends))+
  geom_hline(yintercept= seq(-4,3,1),color= 'gray')+
  geom_bar(color= 'black',width= .6,
           fill= '#5bd1d7',size= .3)+
  scale_y_continuous(limits= c(-5,3.5))+
  theme_classic()+
  ylab('Temporal trends of diseases')+
  theme(axis.text.x= element_text(angle= 45,hjust= 1))
```

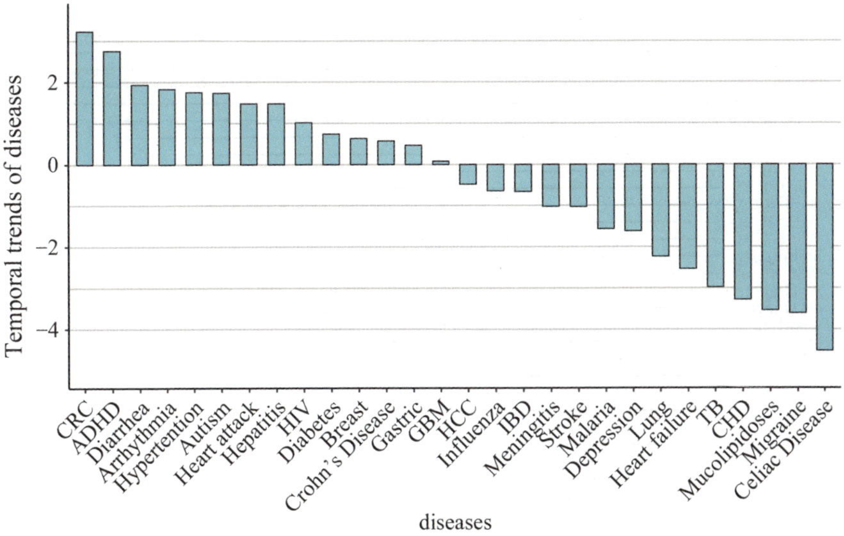

图 4-17 用于表示变化趋势的条形图

图4-16B虽然看起来不错,但依然还不是特别完美。尤其是当数据条柱非常多时,图形看起来会十分拥挤。这时候我们的办法是给它"瘦瘦身",于是产生了条形图的变种——棒棒糖图。如 code 4-16 对应的图 4-18 所示,棒棒糖图无非是点(code 4-16,行 1125~1126)和线段(code 4-16,行 1122~1124)的组合。

```
1120  # code 4-16
1121  ggplot(injuries,aes(y= type,x= counts))+
1122    geom_segment(aes(y= type,yend= type,
1123                     x= 0,xend= counts),
1124                 color= 'black')+
1125    geom_point(color= 'black',fill= '#28c3d4',
1126                 size= 3,shape= 21)+
1127    scale_y_discrete(expand= c(0.02,0.02))+
1128    scale_x_continuous(expand= c(0,0.8),
1129                       breaks= seq(20,100,20),
1130                       labels= seq(20,100,20))+
1131    theme_light()+
1132    ylab('')+
1133    theme(
1134      panel.grid.major.y= element_blank(),
1135      panel.border= element_blank(),
1136      axis.ticks.y= element_blank())
```

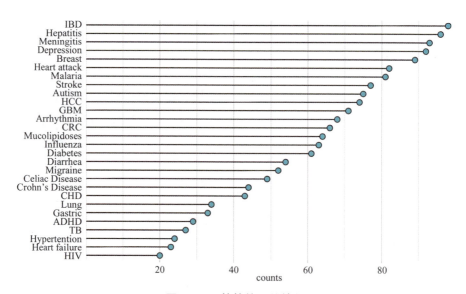

图 4-18 棒棒糖图的绘制

4.2.2 多组条形图及其变形

上文出现的图形都是基于单个分类变量的，即 x 轴只体现了一个分类变量的信息，无论它的分类水平有多少。在此基础上，假如我们对每个疾病再添加一个母分类，比如人类免疫缺陷病毒（HIV）、肝炎（hepatitis）等属于传染病，心力衰竭（heart failure）、卒中（stroke）等属于心血管疾病……这种情形该如何画图呢？如 code 4-17 和图 4-19 所示，笔者在 injuries 数据集中为每种疾病添加了一个母分类。图 A 是没有任何规律的排序，虽然不同的颜色能够代表不同的疾病类型，但是由于颜色众多，看起来眼花缭乱。图 B 则稍微好些，笔者根据 disease 变量的 freqs 进行了降序排序（code 4-17，行 1165～1167），但依然由于颜色太多，图形看起来十分花哨。图 C 在图 B 的基础上进行了进一步修饰，笔者根据 type 和 disease 生成了一个"交互"变量，即表示根据这两个变量进行排序（code 4-17，行 1177～1181）。由于新生成的交互变量，其名称是由原本的 disease 和 type 共同组成的，如"卒中·心血管病"（Stroke.CVD），笔者在绘制 x 轴标签时，采用了一个小小的正则表达式，将点后面的字符全部替换成了空字符（code 4-17，行 1187）（正则表达式实用性强，有兴趣的读者可参阅《R 语言与数据清洗》了解更多）。显然，图 C 更符合科学期刊的需求。

```
1138  # code 4-17
1139  set.seed(2019)
1140  diseases<-data.frame(type= rep(c('CVD','Infections','Cancer',
1141                                    'Metabolic','Digestive','CNS'),
1142                                    times= c(5,5,5,3,4,6)),
1143                       disease= c('Heart attack','Stroke','CHD',
1144                                    'Arrhythmia','Heart failure',
1145                                    'Hepatitis','Malaria','HIV',
1146                                    'TB','Influenza','HCC','CRC',
1147                                    'Lung','Gastric','Breast',
1148                                    'Diabetes','Hypertention',
1149                                    'Mucolipidoses','IBD',
1150                                    'Celiac Disease',
1151                                    "Crohn's Disease",'Diarrhea',
1152                                    'Autism','ADHD',
```

```
                                    'Depression','Meningitis',
                                    'Migraine','GBM'),
                       freqs= sample(20:60,28))
# code 52 continued
p1<-ggplot(diseases,aes(disease,weight= freqs,
                        fill= type))+
  geom_bar(color= 'black',width= .6,size= .3)+
  scale_y_continuous(expand= c(0,0))+
  scale_fill_lancet()+
  theme_classic()+
  theme(axis.text.x= element_text(angle= 45,hjust= 1))

diseases2<-diseases %>%
  mutate(disease=
factor(disease,levels= disease[order(freqs,decreasing= TRUE)]))

p2<-ggplot(diseases2,aes(disease,weight= freqs,
                         fill= type))+
  geom_bar(color= 'black',width= .6,size= .3)+
  scale_y_continuous(expand= c(0,0))+
  scale_fill_lancet()+
  theme_classic()+
  theme(axis.text.x= element_text(angle= 45,hjust= 1))

sums<-tapply(freqs,type,sum)
diseases3<-diseases2 %>%
  mutate(type= factor(type,
       levels= names(sums)[order(sums,decreasing= T)]),
         disease= interaction(disease,type,drop= TRUE))

p3<-ggplot(diseases3,aes(disease,weight= freqs,
                         fill= type))+
  geom_bar(color= 'black',width= .6,size= .3)+
  scale_y_continuous(expand= c(0,0))+
  scale_x_discrete(labels= gsub('\\.[a-zA-Z]{0,20}','',
                                levels(diseases3$ disease)))+
  scale_fill_lancet()+
  theme_classic()+
  theme(axis.text.x= element_text(angle= 45,hjust= 1))

plot_grid(p1,p2,p3,ncol= 1,labels= c('A','B','C'),
          align= c('v'))
```

第4章 基于离散变量的图形绘制

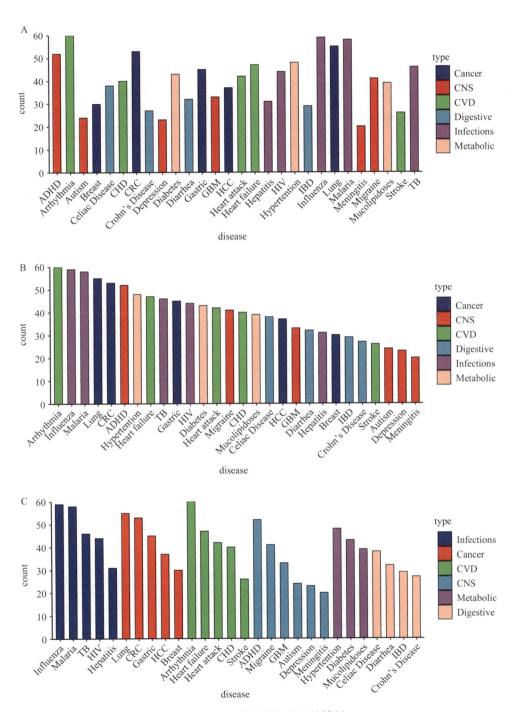

图4-19 多分类条形图的绘制

图 4-19 展示了 6 种疾病大类下不同疾病（共 28 种）的计数数据。实际科研工作中，有时候在每个大分类下仅有两个小分类，比如 Age 这个变量下，按照年龄分了五大组（0～19，20～34，35～49，50～64，65＋），每个年龄组里面又根据性别分了组。这种数据除了可以采用条图之外，我们也可以使用一种更加灵活的展示方式——杠铃图，如 code 4-18 和图 4-20 所示。

```r
# code 4-18
df<-tibble(Age= rep(c('0-19','20-34','35-49','50-64','65+'),2),
           Sex= rep(c('Male','Female'),each= 5),
           Values= c(18,21,20,26,29,15,18,15,22,23))

p1<-ggplot(df,aes(Age,weight= Values,fill= Sex))+
  geom_hline(yintercept= seq(10,20,10),color= 'gray')+
  geom_bar(position= 'dodge',width= .6)+
  scale_y_continuous(expand= c(0,0))+
  ylab('Values')+
  theme_classic()+
  scale_fill_jco()+
  theme(legend.position= c(.15,.85))

df2<-df %>% tidyr::spread(key= Sex,value= Values)
p2<-ggplot()+
  geom_segment(data= df2,aes(x= Female,xend= Male,
                             y= Age,yend= Age),
               size= 1.5,color= 'gray')+
  geom_point(data= df,aes(Values,Age,fill= Sex),
             shape= 21,size= 3)+
  labs(x= 'Values')+
  scale_fill_jco()+
  theme_light()+
  theme(legend.position= 'top',
        panel.grid.minor= element_blank(),
        panel.grid.major.y= element_blank(),
        panel.grid.major.x= element_line(),
        axis.ticks= element_blank(),
        panel.border= element_blank())
plot_grid(p1,p2,ncol= 2,labels= c('A','B'),
          align= c('v','h'))
```

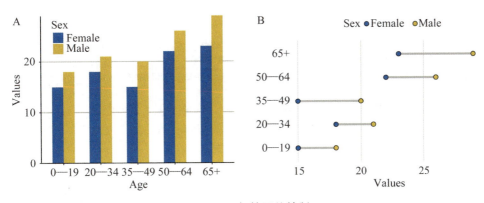

图 4-20 杠铃图的绘制

图 4-20 中,图 A 是传统的条形图,图 B 是杠铃图。仔细观察杠铃图,会发现这其实也是线段和点的组合(code 4-18,行 1212～1216)。这种杠铃图尤其适用于两组之间存在显著差别的数据。如果两组之间数值你追我赶、忽高忽低,两种不同的颜色需要来回交换位置,就会让人眼花缭乱。当然,既然能画 2 个点,3 个点甚至更多点也是可以的,但那样就失去了杠铃图的本意了。

除了常规的笛卡儿坐标系,条图也可以采用类似于饼图的极坐标系,让所有条柱围绕一个圆心旋转起来,如 code 4-19 和图 4-21 所示。

```
# code 4-19
data<-data.frame(
    individual= paste("Mister",seq(1,60),sep= ""),
    group= c(rep('A',10),rep('B',30),rep('C',14),
        rep('D',6)),
    value= sample(seq(10,100),60,replace= T)
)

empty_bar<-4
to_add<-data.frame(matrix(NA,empty_bar* nlevels(data$group),
                          ncol(data)))
colnames(to_add)<-colnames(data)
to_add$group<-rep(levels(data$group),each= empty_bar)
data<-rbind(data,to_add)
data<-data %>% arrange(group)
data$id<-seq(1,nrow(data))
```

```
1246  label_data<-data
1247  number_of_bar<-nrow(label_data)
1248  angle<-90-360* (label_data$id-0.5)/number_of_bar
1249  label_data$hjust<-ifelse(angle< -90,1,0)
1250  label_data$angle<-ifelse(angle< -90,angle+ 180,angle)
1251
1252  ggplot(data,aes(x= as.factor(id),y= value,fill= group))+
1253    geom_bar(stat= "identity",alpha= 0.5)+
1254    ylim(-100,120)+
1255    theme_minimal()+
1256    theme(
1257      legend.position= "none",
1258      axis.text= element_blank(),
1259      axis.title= element_blank(),
1260      panel.grid= element_blank(),
1261      plot.margin= unit(rep(-1,4),"cm"))+
1262    coord_polar()+
1263    geom_text(data= label_data,aes(x= id,y= value+ 10,label= individual,
1264                  hjust= hjust),color= "black",
1265                  fontface= "bold",alpha= 0.6,size= 2.5,
1266                  angle= label_data$angle,inherit.aes= FALSE)
```

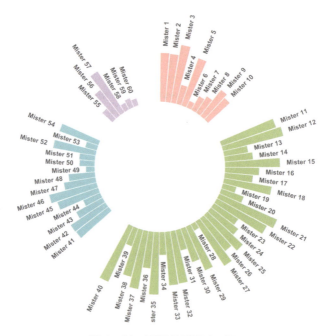

图 4-21　环形排列的条形图

在科研论文中,尤其是生物类 SCI 收录期刊中,还有一种常见的条图,即 Y 轴截断条柱图。这种图形适用于不同组别之间数据差别较大的情况。在 ggplot2 中,其实是不支持这种绘图方法的,Hadley 亲自出来解释了其中的原因,他认为这样会让人误读 y 轴的数据,给人造成一种假象。如果我们确实需要此类图形,graphPad 软件是最佳的选择,R 语言 plotrix 包中的 gap.plot() 函数也可以做到。有兴趣的读者可以自己去探索一下,在此就不展示了。

4.2.3 人口金字塔

条形图的世界里,还有一种特殊的形式——人口金字塔(图 4-22)。

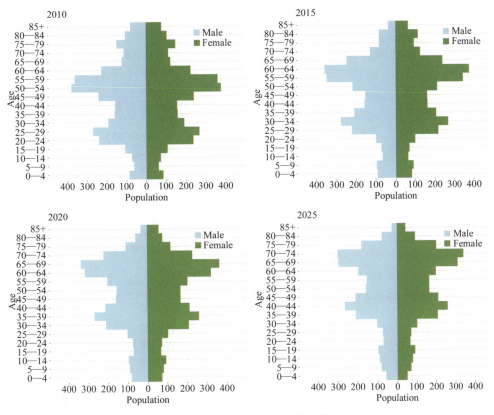

图 4-22 论文中的人口金字塔图

引自:LIU Z, JIANG Y, FANG Q, et al. Future of cancer incidence in Shanghai, China: Predicting the burden upon the ageing population [J]. Cancer Epidemiol, 2019, 60:8-15.

金字塔图通常用来展示某地区人口的年龄结构。以图 4-22 为例，该图反映的是上海 2010 年、2015 年、2020 年以及 2025 年的人口年龄结构（2015 年、2020 年和 2025 年的数据是预测的。2010 的数据是基于 2010 年人口普查得到的）。每个条柱代表一个年龄组，男女分列在两边；横轴上是人口数值。我们来看一下 ggplot2 是如何完成这个任务的。code 4-20 上半部分为数据的构建和处理。重点在行 1289，笔者将所有数据除以 1 000，目的是缩小坐标轴的取值范围，然后对女性的数据进行处理：如果 sex 为 Female，则所有 pops 变成其相反数（行 1290）。这一步的目的是使 Female 的数据往相反的方向延伸。code 4-20，行 1295~1298，分别对男性和女性的数据绘制条图。这就是图层叠加的好处，如图 4-23 所示。

```
1268  # code 4-20
1269  populations<-tibble(age= rep(c("0-4","5-9","10-14","15-19",
1270                                 "20-24","25-29","30-34",
1271                                 "35-39","40-44","45-49","50-54",
1272                                 "55-59","60-64","65-69","70-74",
1273                                 "75-79","80-84",'85+ '),2),
1274                      sex= rep(c('Male','Female'),each= 18),
1275                      pops= c(91 646,65 397,75 560,108 622,245 368,
1276                              278 821,196 527,153 679,153 202,248 852,
1277                              388 813,350 713,241 516,130 285,103 534,
1278                              119 681,76 644,47 576,85 376,62 108,
1279                              72 649,107 474,238 128,269 100,
1280                              192 116,159 126,156 828,240 783,378 479,
1281                              361 806,225 168,123 183,112 859,149 189,
1282                              105 804,78 370))
1283  populations<-populations %>% mutate(
1284      age= factor(age,levels= c("0-4","5-9","10-14","15-19",
1285                                "20-24","25-29","30-34",
1286                                "35-39","40-44","45-49","50-54",
1287                                "55-59","60-64","65-69","70-74",
1288                                "75-79","80-84",'85+')),
1289      pops= pops/1000,
1290      pops= ifelse(sex= = 'Female',-pops,pops))
1291
1292  library(ggthemes)
1293  ggplot(populations,aes(x= age,y= pops,fill= sex,width= 0.8))+
1294      coord_flip()+
```

```
1295    geom_bar(data= subset(populations,sex= = "Female"),
1296             stat= "identity")+
1297    geom_bar(data= subset(populations,sex= = "Male"),
1298             stat= "identity")+
1299    scale_y_continuous(breaks= seq(- 400,400,length= 9),
1300                      labels= paste0(as.character
1301                      (c(abs(seq(- 400,400,length= 9)))),"k"),
1302                      limits= c(- 450,450))+
1303    theme_economist_white(horizontal= FALSE)+
1304    scale_fill_economist()+
1305    labs(title= "2010",
1306         y= "Population",x= "Age")+
1307    guides(fill= guide_legend(reverse= TRUE))+
1308    theme(
1309      legend.position= c(0.8,0.9),
1310      legend.title= element_blank(),
1311      plot.title= element_text(size= 20),
1312      plot.caption= element_text(size= 12,hjust= 0)
1313    )
```

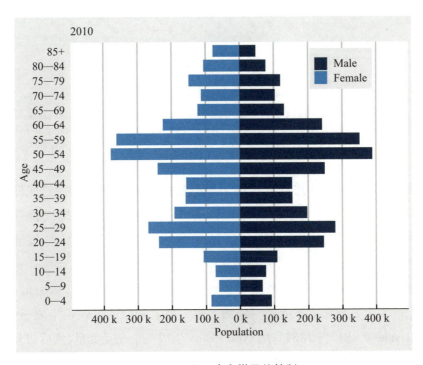

图 4-23　人口金字塔图的绘制

金字塔图并非就是人口结构数据所独享的。显然你也可以用这种构图方式去展示其他数据。因为不管怎么说,它的本质依然是条柱。

4.2.4 复杂排列条形图

在条形图的最后,为大家展示最后一种科研论中常见条图的绘制方法。这种条图结合了条柱的两种排列方式:并排式＋堆栈式(图4-24)。

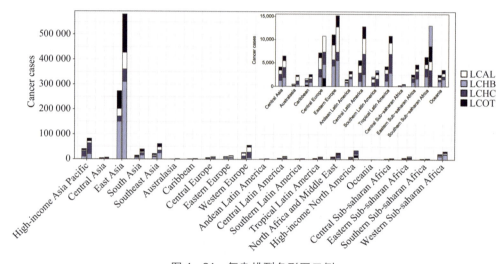

图4-24 复杂排列条形图示例

引自:LIU Z, JIANG Y, YUAN H, et al. The trends in incidence of primary liver cancer caused by specific etiologies: Results from the Global Burden of Disease Study 2016 and implications for liver cancer prevention [J]. J Hepatol, 2019, 70(4): 674-683.

图4-24要展示的并不是图形的拼接(拼接是后文的内容)。这张图最大的特点在于,每个分组里面的条柱既有堆栈排列,又有并排式排列。在ggplot2中,如果同时使用这两种排列方式,显然是有冲突的。因此,需要我们运用智慧,对原始数据进行小小的改造。

code 4-21中,injuries数据有3个分类变量——age, type和sex。如何才能把这3个分类变量展示到一张图上呢?笔者采取的方式是生成一个"伪变量"(code 4-21,行1334),用type和sex生成一个交互变量,然后将其转成数字,将这个数字变量作为条图的x轴。为了营造出并排排列的效果,笔者进一步对这个数字变量id进行了改造,即逢奇数就加0.2,逢偶数就减0.2(code

4-21,行 1336),这是为了使同一个 type 里的两根条柱靠得更近一些,从而营造出并排排列的假象。如图 4-25 所示,图中每个 type 左边的条柱是男性的数据,右边的条柱是女性的数据;年龄数据用堆栈的形式展示。如此就巧妙地实现了堆栈＋排列的排列组合。

```
1315  # code 4-21
1316  set.seed(2019)
1317  injuries<-tibble(age= rep(rep(c('Young adults',
1318                                  'Middle-aged people',
1319                                  'the elders'),each= 5),2),
1320           type= rep(c('Road injury','Self-harm','CVD',
1321                       'Cancers','Infections'),6),
1322           sex= rep(c('Male','Female'),each= 15),
1323           counts= sample(10:100,30))
1324
1325  injuries<-injuries %>%
1326    mutate(age= factor(age,levels= c('Young adults',
1327                                     'Middle-aged people',
1328                                     'the elders')),
1329         type= factor(type,levels= c('CVD','Road injury',
1330                                     'Cancers','Self-harm',
1331                                     'Infections')),
1332         sex= factor(sex,levels= c('Male','Female')))
1333
1334  injuries$id<-as.numeric(interaction(injuries$type,injuries$sex))
1335  injuries<-injuries %>%
1336    mutate(id= ifelse(id %% 2= 0,id-0.2,id+ 0.2))
1337
1338  ggplot(injuries,aes(x= id,weight= counts,fill= age))+
1339    geom_hline(yintercept= seq(50,200,50),color= 'gray60')+
1340    geom_bar(position= 'stack',width= .5,color= 'gray30')+
1341    scale_y_continuous(expand= c(0,0))+
1342    scale_fill_manual(values= c('#f9f7f7','#dbe2ef','#112d4e'))+
1343    scale_x_continuous(breaks= seq(1.5,9.5,2),
1344                      labels= c('CVD','Road injury',
1345                                'Cancers','Self-harm',
1346                                'Infections'))+
1347    labs(x= 'Diseases',y= 'Frequency')+
1348    theme_classic()
```

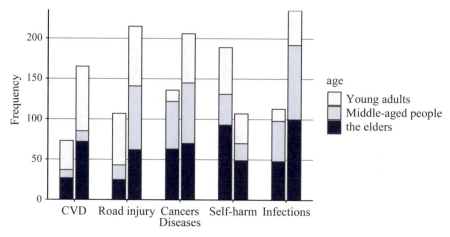

图 4-25　复杂排列条形图的绘制

4.2.5　误差条图

误差条图在科研论文中十分常见。毫不夸张地说,但凡在出现条柱的地方,几乎总能看见误差条的身影。在 ggplot2 中,误差条图是由条柱和误差条(error bar)这两种几何对象组合而成的。

code 4-22 使用了一个真实的科研数据。绘制这种误差条图时,最关键的一点在于事先设置好一个 position 变量(code 4-22,行 1358),让条柱和误差条都使用这个 position(code 4-22,行 1361、1364),这样做的目的在于让条柱和误差条一一对应(图 4-26)。

```
1350  # code 4-22
1351  # 读取本地数据
1352  df<-readxl::read_excel('D:\\code4_22data.xlsx')
1353
1354  df<-df %>% mutate(
1355    'Age group'= factor('Age group',
1356                        levels= c('0-<1','1-<2','2-<5','Total')))
1357
1358  position<-position_dodge(width= .7)
1359  ggplot(df,aes(Year,weight= Prevalence,fill= 'Age group'))+
1360    geom_bar(width= .7,color= 'gray20',
1361             position= position,size= .3)+
1362    geom_errorbar(aes(ymin= lo,ymax= up),
1363                  color= 'black',width= .2,size= .5,
1364                  position= position)+
1365    scale_y_continuous(expand= c(0,0))+
```

```
1366    theme_classic()+
1367    labs(y= 'Prevalence(%)')+
1368    scale_fill_lancet(name= 'Age group')+
1369    scale_x_continuous(breaks= 2010:2017,labels= 2010:2017,
1370                       expand= c(0.02,0.02))+
1371    theme(legend.key.size= unit(.45,'cm'),
1372          legend.key.width= unit(.45,'cm'))
```

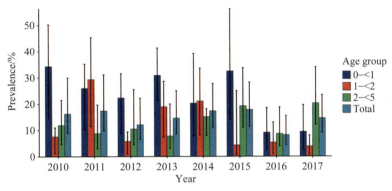

图 4-26　误差条图的绘制

图 4-26 用条柱表示点估计，误差条表示点估计的区间估计。我们也可以使用散点作为点估计的展示方式（code 4-23；图 4-27）。

```
1373    # code 4-23
1374    position<-position_dodge(width= .6)
1375    
1376    p1<-ggplot(df,aes(x= Year,y= Prevalence,fill= 'Age group'))+
1377      geom_errorbar(aes(ymin= lo,ymax= up),
1378                    color= 'black',width= .2,size= .5,
1379                    position= position)+
1380      geom_point(color= 'gray20',position= position,
1381                 size= 3,shape= 21)+
1382      scale_y_continuous(expand= c(0,0))+
1383      theme_classic()+
1384      labs(y= 'Prevalence(%)')+
1385      scale_fill_lancet(name= 'Age group')+
1386      scale_x_continuous(breaks= 2010:2017,labels= 2010:2017,
1387                         expand= c(0.02,0.02))+
1388      theme(legend.key.size= unit(.45,'cm'),
1389            legend.key.width= unit(.45,'cm'),
1390            legend.position= c(.9,.8))
1391    
1392    p2<-ggplot(df,aes(x= Year,y= Prevalence,fill= 'Age group'))+
```

```
1393    geom_errorbar(aes(ymin= lo,ymax= up),
1394                  color= 'black',width= .2,size= .5,
1395                  position= position)+
1396    geom_line(aes(color= 'Age group'),position= position)+
1397    geom_point(color= 'gray20',position= position,
1398                  size= 3,shape= 21)+
1399    scale_y_continuous(expand= c(0,0))+
1400    theme_classic()+
1401    labs(y= 'Prevalence(%)')+
1402    scale_fill_lancet(name= 'Age group')+
1403    scale_color_lancet()+
1404    scale_x_continuous(breaks= 2010:2017,labels= 2010:2017,
1405                  expand= c(0.02,0.02))+
1406    theme(legend.key.size= unit(.45,'cm'),
1407          legend.key.width= unit(.45,'cm'),
1408          legend.position= c(.9,.8))
1409
1410 plot_grid(p1,p2,ncol= 1,labels= c('A','B'),align= 'v')
```

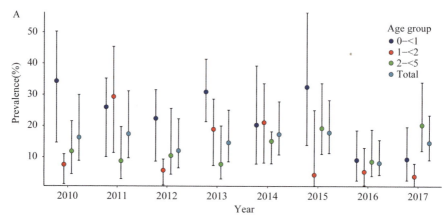

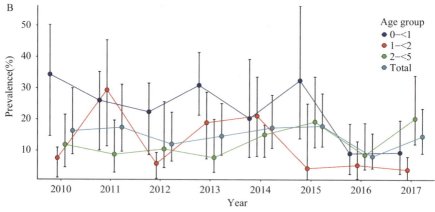

图4-27 误差条图的变形——点线图

与绘制图 4-26 类似，绘制点线图时，同样需要注意点和 error bar 的位置。这个位置变量中的 width 参数可以设置同一组别内部各个分类水平的横向距离，width 越大，间距越大。图 4-27B 是在图 4-27A 的基础上增加了线条。同样的，线条也应该与点和 error bar 拥有相同的位置参数。

4.3 离散变量数据相关可视化

"离散变量的相关性"这个说法其实是不太恰当的，因为离散变量不能像连续型变量那样计算所谓的 correlation。但是有些离散变量却又是相关的，你中有我，我中有你，即数学中所谓的"交集"。展示这种数据通常用的是韦恩图。R 语言中，我们常使用 VennDiagram 包进行韦恩图的绘制（code 4-24；图 4-28）。

```
# code 4-24
install.packages('VennDiagram')
library(VennDiagram)
set.seed(2019)
SNP_pop_1= paste(rep("SNP_",200),
                 sample(c(1:1000),200,replace= F),sep= "")
SNP_pop_2= paste(rep("SNP_",200),
                 sample(c(1:1000),200,replace= F),sep= "")
SNP_pop_3= paste(rep("SNP_",200),
                 sample(c(1:1000),200,replace= F),sep= "")
SNP_pop_4= paste(rep("SNP_",200),
                 sample(c(1:1000),200,replace= F),sep= "")

venn.diagram(
  x= list(SNP_pop_1,SNP_pop_2,SNP_pop_3,SNP_pop_4),
  category.names= c("SNP pop 1","SNP pop 2",
                    "SNP pop 3","SNP_pop_4"),
  filename= 'D:\\fig4_3_1.png',# 定义图片保存位置
  output= T,
  lty= 'blank',
  fill= c('#07689f','#a2d5f2','#ff7e67','#10ddc2')
)
```

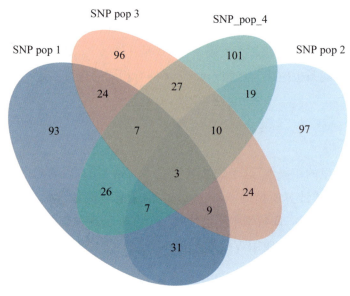

图 4-28 韦恩图的绘制

韦恩图展示的是不同分组之间的交集,图中不同区域显示的数字表示交集的个数。基于这个逻辑,最中央的区域数字肯定是最小的,因为它表示的是 4 个组别中的交集个数。

韦恩图适用于 2~5 个组的数据交集展示,当组别数目进一步增加时,组别之间的交集数也会增加,从而导致韦恩图显得非常凌乱和拥挤,可读性大大降低。这时候就可以采用另外一种展示方式了,即 Upset 图。

Upset 图乍一听可能会引起读者的困惑,不知道是干什么用的。其实它是韦恩图的进阶版。如图 4-29 所示,A、B、C 三个分组之间的交集部分可以用点连线来展示,比如对 A、B、C 三个组都有的部分,用横线贯穿三个点,若只有其中两个组有,则仅仅连接两个点。这种点连线的方式可以展示无限多个组别之间的关系。

R 语言中,我们可以使用 UpSet R 包或者 ggupset 包绘制 Upset 图。这里仅仅展示 ggupset。如 code 4-25 对应的图 4-30 所示,在图形上半部分展示的是当前组合下的计数,下半部分展示的是不同的组别之间的交集情况。注意,下半部分仅仅展示实际存在的交集,虽然这些交集对应的计数很小,以至于难以在上半部分的条图上显示出来,但并不代表它没有。

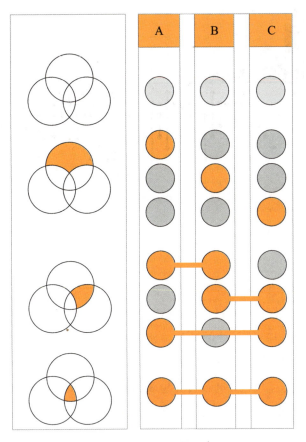

图 4-29 Upset 图示意

```
1435  # code 4-25
1436  install.packages('ggupset')
1437  library(ggupset)
1438
1439  tidy_movies %>%
1440    distinct(title,year,length,.keep_all= TRUE)%>%
1441    ggplot(aes(x= Genres))+
1442    geom_bar()+
1443    scale_y_continuous(expand= c(0,0))+
1444    scale_x_upset(order_by= "degree")
```

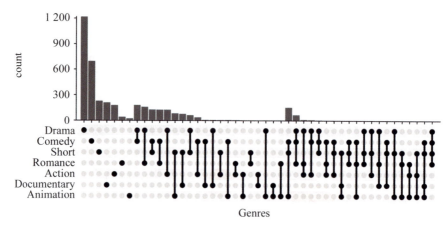

图 4-30　利用 ggupset 包绘制 upset 图

4.4　热图

热图也是生物医学类期刊中非常常见的一种插图类型。不同于前面介绍的相关系数图,热图的 x 轴和 y 轴往往映射的是两个不同的分类变量,而热图内部的方格则可以映射其他的变量。比如图 4-31 所示,横轴表示不同的肿瘤,纵轴展示的是 3 个不同的年份,方格内填充的颜色代表该肿瘤的发病率(经过了 log 变换)。如图例所示,红色表示较高的率,绿色表示较低的率,灰色表示没有此类数据。数字则代表该肿瘤在当年的肿瘤发病顺位。由此可见,

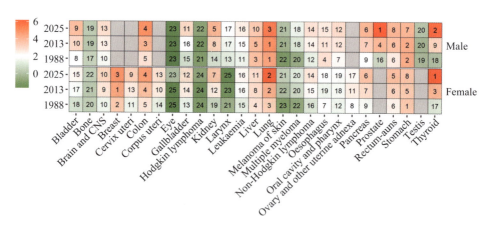

图 4-31　论文中的热图

引自：LIU Z, JIANG Y, FANG Q, et al. Future of cancer incidence in Shanghai, China: Predicting the burden upon the ageing population [J]. Cancer Epidemiol, 2019, 60: 8-15.

一张小小的热图竟能传达出十分丰富的信息。

R 语言中有很多个包可以专门用来制作热图。在 ggplot2 中,热图是由 tile(瓦片)或者 rect(矩形)对象构建的,绘制方法十分简单。

在 code 4-26 中,笔者构造了一组随机数据,共 500 行,表示 50 个患者的 10 个基因的表达量。这 50×10 的数据,可以用来填满 50×10 的方格。绘图的时候,用的就是 tile 这种几何对象,当然,用 rect 也是一样的。根据基因表达量 values 对方格的颜色进行映射,颜色由一个从白色到铁青色的渐变色条构成,如图 4-32 所示。这个图很长,实际工作中,你可以根据自己的拼图需要,让这种图"站着"或者"躺着"。如果"躺着"的话,那就是让 sample 位于 x 轴上,gene 位于 y 轴上。

```
1446  # code 4-26
1447  set.seed(2019)
1448  x= 1:50
1449  y= 1:10
1450  xy= expand.grid(x,y)
1451  value<-rnorm(500,3,1)
1452  gene_expression<-tibble(x= xy$Var1,
1453                          y= xy$Var2,
1454                          values= ifelse(value< 0,0,value),
1455                          gene= rep(paste0('gene',1:10),50),
1456                          samples= rep(paste0('Sample',1:50),
1457                                  each= 10))
1458
1459  ggplot(gene_expression,aes(y,x))+
1460    geom_tile(aes(fill= values),colour= "white")+
1461    scale_fill_gradient(low= "white",high= "steelblue")+
1462    theme_grey(base_size= 12)+ labs(x= "",y= "")+
1463    scale_x_continuous(expand= c(0,0),
1464                       labels= unique(gene_expression$gene),
1465                       breaks= 1:10)+
1466    scale_y_continuous(expand= c(0,0),
1467                       labels= unique(gene_expression$samples),
1468                       breaks= 1:50)+
1469    theme(axis.text.x= element_text(angle= 45,hjust= 1))
```

除了这种常见的基因表达矩阵图,热图也常出现在聚类分析中。这种热图可以由基础绘图包中的 heatmap 函数或者 pheatmap 包完成(code 4-27;图 4-33)。图 4-33 的图 A 和图 B 来自于同一个矩阵,但是用的是两个不同的

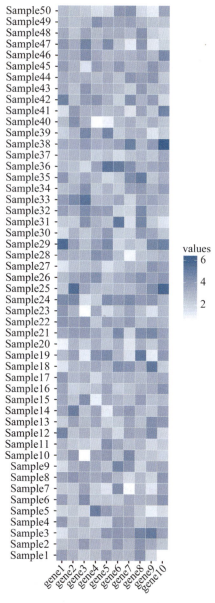

图 4-32 基因表达热图

函数。之所以要对列进行标化(scale),是因为其容易受到某些取值较大的变量的影响,比如 mtcars 里的 disp 变量。热图中的颜色深浅同样用于表示数据的大小。在图 4-33B 中,青色系表示负值,红色系表示正值(之所以有正有负,是因为对原始数据进行了标化)。

```
1471  # code 4-27
1472  library(pheatmap)
1473  data= as.matrix(mtcars)
1474  heatmap(data,scale= "column",col= heat.colors(256))
1475  pheatmap(data,scale= 'column')
```

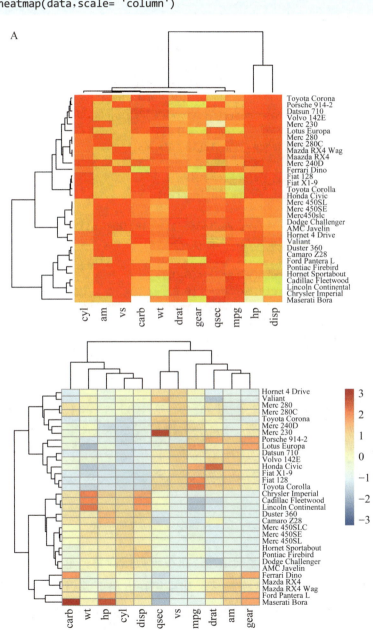

图 4-33　其他函数绘制的热图

当然，我们也可以像图 4-31 那样，在方格内部展示颜色以外的其他信息，比如添加数字或者文字。这可以借助 ggplot2 中的 text 几何对象完成（code 4-28；图 4-34）。

```
1477  # code 4-28
1478  set.seed(2019)
1479  df<-tibble(cancers= rep(c('Bladder','Bone','CNS','Breast',
1480                            'Cervix uteri','CRC','Lung','Liver',
1481                            'Prostate','Kidney','Eye','Skin',
1482                            'Thyroid','HLM','GBM'),3),
1483              regions= rep(c('Region A','Region B','Region C'),
1484                           each= 15),
1485              incidence= sample(10:100,45))
1486
1487  df<-df %>% group_by(regions)%>%
1488    mutate(ranks= 16-rank(incidence))
1489
1490  ggplot(df,aes(cancers,regions,fill= incidence))+
1491    geom_tile(color= 'gray20',size= .4)+
1492    theme_gray()+
1493    scale_x_discrete(expand= c(0,0))+
1494    scale_y_discrete(expand= c(0,0))+
1495    theme(axis.text.x= element_text(angle= 45,hjust= 1))+
1496    labs(x= "",y= "")+
1497    geom_text(aes(label= ranks))+
1498    scale_fill_gradient(low= '#fff5f0',high= '#cb181d')
```

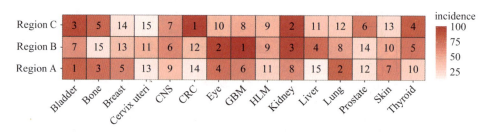

图 4-34　在热图中添加其他信息

code 4-28 中难点不在于绘图，而在于数据准备。笔者构造了一个随机的肿瘤发病率数据，分了 3 个地区。如果想在方格上映射每个地区的肿瘤顺位，那么就必须事先生成一个肿瘤顺位的变量。在 code 4-28 行 1487，笔者根据 regions 将数据分层，然后在每一层分别计算肿瘤的发病顺位，rank()函数可以返回一个数值向量的秩次,但是它返回的结果是按照从小到大的顺序排列的,假如有数据 3,7,8,2,4,那么 rank 函数返回的结果是 2,4,5,1,3,因为 2 最小,所以排在第 1 位。但是我们想要的是倒序,就用 16 减去秩次,因为一共是 15 种肿瘤(code 4-28,行 1488),这样就刚好反过来了。

拓展阅读

1. COLBY J. An R function to generate color bar legends for neuroimaging plots [EB/OL].(2020-05-02)[2022-04-12]. https://gist.github.com/johncolby/993830/f733558ab12e1a35dfbd6894c86d93d7c00551a0.
2. YAN H. Customized circle packing with R and ggraph[EB/OL].(2020-05-04)[2022-04-12]. https://r-graph-gallery.com/314-custom-circle-packing-with-several-levels.
3. YAN H. Circular barplot with groups[EB/OL].(2020-03-09)[2022-04-12]. https://r-graph-gallery.com/297-circular-barplot-with-groups.html.
4. YAN H. Veen Diagram[EB/OL].(2020-03-10)[2022-04-12]. https://www.r-graph-gallery.com/14-venn-diagramm/.
5. CONSTANTIN. Const-ae/ggupset:combination matrix axis for 'ggplot2' to create 'UpSet' plots[EB/OL].(2020-02-19)[2022-04-12]. https://github.com/const-ae/ggupset.

第 5 章 其他常见图形绘制

5.1 文字标签的使用

前面大约用了本书一半的篇幅，着重介绍了几种 ggplot2 的几何对象——盒子、散点、线条、条柱、方块、面积和误差条等。毫不夸张地说，就是这些几何对象构成了科研论文插图的大部分内容。其余的图形基本上都是在此基础上演变而来，但是万变不离其宗。

ggplot2 提供了几十种不同的几何对象（具体请参考其帮助文档），不是每一种我们都需要用到。不过有一些几何对象虽然在前面很少出现，但作为"黄金配角"，在科研论文的插图中并不少见，比如注释文字。在 ggplot2 中，注释文字通常由两种不同的方式完成，第一种是叠加文本(text)或者标签(label)这种几何对象（关于两者的区别，在《R 语言与医学统计图形》中已经交代，此处不再赘述），第二种是利用 annotate()函数进行注释。前者属于变量映射，适用于批量添加，后者可以任意标定位置、大小及颜色等属性，适用于少量添加。

在 code 5-1 中，笔者构建了一个虚拟的基因表达数据集，共有 5 000 个基因，前 4 995 个表达量都在 3 左右徘徊，最后 5 个突然上升到 5 以上了，这些表达量大于 5 的被定义成高表达，否则为低表达(code 5-1，行 1509)。然后利用抖动点(jitter)几何对象将这些散点映射到图形上(code 5-1，行 1517)。这些高表达的基因除了用较大且蓝色的点表示外，笔者还利用了 ggrepel 包中的 geom_text_repel()函数为它们打上了对应的标签(code 5-1，行 1520~1521)。之所以使用这个函数，是因为它能够让原本重叠在一起的点和标签分开（图 5-1）。

```
# code 5-1
set.seed(2019)
df<-tibble(gene= paste0('gene',1:5000),
           expressions= c(rnorm(4995,3,0.5),
                          5.5,6,7,8,9),
           position= sample(1:100,5000,replace= T))

df<-df %>% mutate(expressions=
                      ifelse(expressions< 0,0.01,expressions),
                  level= ifelse(expressions> 5,'High','Low'))

install.packages('ggrepel')
library(ggrepel)

ggplot(df,aes(x= position,y= expressions,
              fill= level,size= level))+
  geom_hline(yintercept= 5,color= 'gray',linetype= 2)+
  geom_jitter(shape= 21,color= 'black')+
  scale_fill_manual(values= c('blue','gray'))+
  scale_size_manual(values= c(4,2))+
  geom_text_repel(data= df[df$expressions>= 5,],
                  aes(x= position,y= expressions,label= gene))+
  theme(legend.position= 'none')
```

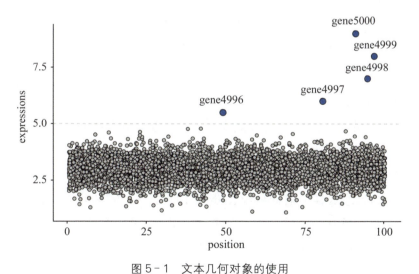

图 5-1 文本几何对象的使用

图 5-1 中,由于 gene4996～5000 这 5 个数据取值较大,我们对其进行了重点关注(highlight)。除了用这种方式,我们也可以利用 gghighlight 包,对任

意对象进行高亮操作(code 5-2,行 1530;图 5-2)。

```
1524    # code 5-2
1525    install.packages('gghighlight')
1526    library(gghighlight)
1527
1528    gghighlight_point(df,aes(position,expressions,color= level,
1529                      size= level),
1530                      expressions> 5)+
1531    geom_hline(yintercept= 5,color= 'gray',linetype= 2)+
1532    scale_color_manual(values= c('blue','gray'))+
1533    scale_size_manual(values= c(4,2))+
1534    theme(legend.position= 'none')
```

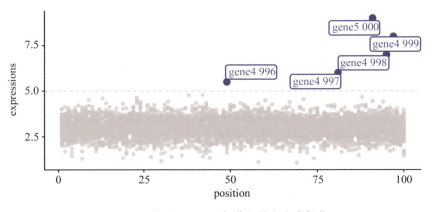

图 5-2　使用 highlight 包进行散点高亮操作

知道了图 5-1 的绘制方法,生物医学期刊中常见的"火山图"绘制就非常简单了(所谓火山图,只是形似火山,本质还是散点图)。下面举一个例子,让大家能更清楚地了解 text 这种几何对象的应用。code 5-3 看起来非常长,让人望而生畏,但是笔者把它进行了分步,你可以一步一步运行,看看每一步的结果怎么样。前面的绘图步骤不再赘述,与笔者前文介绍的方法类似。需要解释一下最后一步:笔者调用了 grid 包,然后在绘图区域外部添加了文字(所谓绘图区域,你可以把它看作是图形的"占地面积",详见《R 语言与医学统计图形》)。grid 可以帮助我们在图形不能触及的地方添加元素。

```r
# code 5-3
# # --read data--
edata<-read.csv('D:\\code5_3_data.csv')

# # First step: scatter points
pc1<-ggplot(edata,aes(x= CPI,y= HDI,color= Region))
pc1+ geom_point()

# # Second step: add regression line
pc2<-pc1+ geom_smooth(aes(group= 1),method= 'lm',
                      formula= y~ log(x),se= FALSE,
                      color= 'red')
pc2+ geom_point()+ theme_light()

# # Third step: use open points
pc2+ geom_point(shape= 1,size= 4)+ theme_light()

pc3<-pc2+ geom_point(shape= 1,size= 2.5,stroke= 1.5)+
  theme_light()

# # 4: add labels to specific points
pointsToLabel<-c("Russia","Venezuela","Iraq","Myanmar",
                 "Sudan","Afghanistan","Congo","Greece",
                 "Argentina","Brazil","India","Italy",
                 "China","South Africa","Spane",
                 "Botswana","Cape Verde","Bhutan",
                 "Rwanda","France","United States",
                 "Germany","Britain","Barbados",
                 "Norway","Japan","New Zealand",
                 "Singapore")

pc4<-pc3+
  geom_text(aes(label= Country),
            color= "gray20",
            data= subset(edata,Country %in% pointsToLabel))+
  theme_light()

# # 5:add gap between labels and points
library("ggrepel")
pc4<-pc3+
  geom_text_repel(aes(label= Country),
                  color= "gray20",
                  data= subset(edata,as.character(Country)
```

```
                           %in% pointsToLabel),
                    force= 5)+
   theme_light()

# # 6:relevel and relabel the region
edata$ Region<-factor(edata$Region,
                   levels= c("EU W.Europe",
                           "Americas",
                           "Asia Pacific",
                           "East EU Cemt Asia",
                           "MENA",
                           "SSA"),
                   labels= c("OECD",
                           "Americas",
                           "Asia &\nOceania",
                           "Central &\nEastern Europe",
                           "Middle East &\nnorth Africa",
                           "Sub-Saharan\nAfrica"))

# # 7:update the plot data
pc4$data<-edata
pc4

# # 8: scale the axises
pc5<-pc4+
   scale_x_continuous(name= "Corruption Perceptions Index,
                   2011(10= least corrupt)",
                   limits= c(.9,10.5),
                   breaks= 1：10)+
   scale_y_continuous(name=
                   "Human Development Index,2011(1= Best)",
                   limits= c(0.2,1.0),
                   breaks= seq(0.2,1.0,by= 0.1))+
   scale_color_manual(name= "",
                   values= c("#24576D",
                           "#099DD7",
                           "#28AADC",
                           "#248E84",
                           "#F2583F",
                           "#96503F"))+
   ggtitle("Corruption and Human development")

# # 9: specify the plot themes
```

```r
library(ggthemes)
windowsFonts(font1= windowsFont('Courier'))
pc6<-pc5+ guides(color= guide_legend(ncol= 6))+
  theme_hc()+
  theme(plot.margin= margin(1,1,2,1,unit= 'cm'),
        title= element_text(family= 'font1'),
        text= element_text(color= "gray20"),
        legend.position= c("top"),
        legend.direction= "horizontal",
        legend.justification= 0.1,
        legend.text= element_text(size= 11,color= "gray10"),
        axis.ticks.y= element_blank(),
        axis.line= element_line(color= "gray40",size= 0.5),
        axis.line.y= element_blank(),
        panel.grid.major= element_line(color= "gray50",
                                        size= 0.5),
        panel.grid.major.x= element_blank()
  )

# # 10: calculate the R squared
mR2<-summary(lm(HDI ~ log(CPI),data= edata))$r.squared

# # 11: add texts and export the plot as PDF
library(grid)
pc6
grid.text("Sources: Transparency International;
          UN Human Development Report",
          x= .02,y= .03,
          just= "left",
          draw= TRUE)
grid.segments(x0= 0.81,x1= 0.825,
              y0= 0.90,y1= 0.90,
              gp= gpar(col= "red"),
              draw= TRUE)
grid.text(label= expression('R'^2== '52% '),
          x= 0.835,y= 0.90,
          gp= gpar(col= "gray20"),
          draw= TRUE,
          just= "left")
```

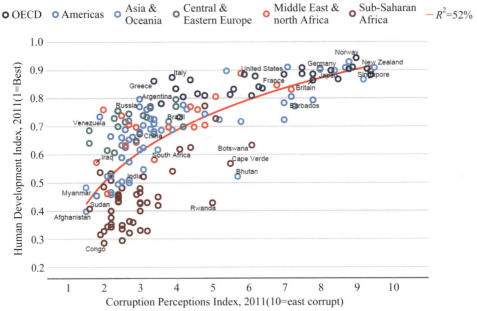

图 5-3 复杂散点图的实现

然后来了解一下 annotate() 函数。annotate,顾名思义,是标记的意思,因此在 ggplot2 中,它支持多种元素的标记,比如文本、矩形、线段及散点等。如 code 5-4 对应的图 5-4 所示,此处虽然只是简单地添加了一个文本(code 5-4,行 1667),但是能够直观地反映出我们的回归模型结果。而且笔者将此处添加的 R^2 颜色设置成回归直线的蓝色,表明两者"同源"。

```
1662  # code 5-4
1663  ggplot(mtcars,aes(x= wt,y= mpg))+
1664    geom_point(shape= 21,color= 'black',
1665                fill= '#ff8a5c',size= 4)+
1666    geom_smooth(method= lm)+
1667    annotate("text",x= 5,y= 32,
1668             label= "italic(R)^ 2== 0.75",
1669             parse= TRUE,size= 6,color= 'blue')+
1670    theme_bw()
```

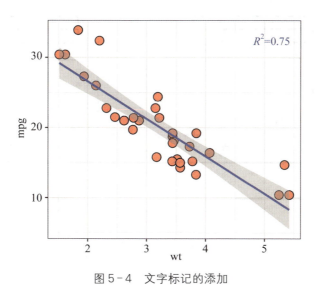

图 5-4 文字标记的添加

5.2 标注统计信息

图 5-4 中,笔者在图上标记了一个 R^2,大家应该都知道这是一个统计指标。本小节的内容就是来讲如何在图形上标记统计信息。这种图形可以说是十分常见,比如图 5-5,除了展示数据,图上还可标记统计学的显著性指标——P 值。在图形空间允许的情况下标注这些统计信息,有利于更高效地传达出论文的核心结果,让编辑和审稿人一下子就能看到主要结论。

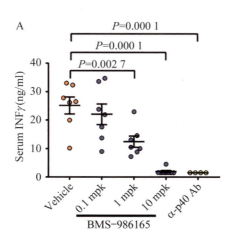

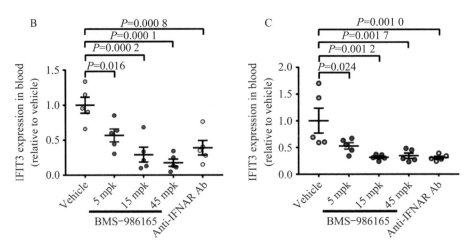

图 5-5　论文中的统计信息标识

引自：BURKE J R, CHENG L, GILLOOLY K M, et al. Autoimmune pathways in mice and humans are blocked by pharmacological stabilization of the TYK2 pseudokinase domain [J]. Sci Transl Med，2019，11(502)：e1736.

　　R 语言中，进行统计信息标注有多种选择，比如使用上一小节介绍的 annotate。如果要像图 5-5 那样，还需要标记出统计信息的来源，即用线段标识出两两比较的组别。前文已经介绍过，绘制线段可以利用 segment 这种几何对象，此处再在合适的位置添加 P 值的信息就可以了。如果觉得这么做很麻烦，我们也可以选择更简便的做法，比如使用 ggplot2 的扩展包 ggsignif、ggpval 或者 ggstatsplot。

　　我们先来看一下 ggsignif 包的用法。如 code 5-5 和图 5-6 所示，代码非常简单，笔者先放了一个 boxplot，然后叠加了一个扰动点，再在此基础上使用 geom_signif() 函数添加统计显著性标记(code 5-5，行 1685~1690)。这个函数非常智能，内置了常用的统计检验方法，比如 t 检验和秩和检验，我们只需要告诉它比较哪几组就可以了。图 5-6A 是用 P 值标识，图 5-6B 是用符号进行标识，两者效果等同。在绘制此类图形时，有一点需要注意：由于我们在图形上方添加了统计信息标识，为了给足空间，需要手动扩大 y 轴的取值范围(code 5-5，行 1691)。

```
1672  # code 5-5
1673  install.packages("ggsignif")
1674  library(ggsignif)
1675
1676  set.seed(2019)
```

```
df<-tibble(group= rep(paste('Group',LETTERS[1:4]),
                times= c(10,8,10,13)),
           values= c(rnorm(10,15,2),rnorm(8,14,2),
                    rnorm(10,8,1),rnorm(13,5,2)))

p1<-ggplot(df,aes(group,values))+
  geom_boxplot()+
  geom_jitter(size= 2,shape= 21,fill= 'gray40')+
  geom_signif(comparisons= list(c('Group A','Group B'),
                                c('Group A','Group C'),
                                c('Group A','Group D')),
              map_signif_level= FALSE,textsize= 6,
              test= t.test,
              step_increase= 0.2)+
  ylim(NA,25)+
  theme_classic()

p2<-ggplot(df,aes(group,values))+
  geom_boxplot()+
  geom_jitter(size= 2,shape= 21,fill= 'gray40')+
  geom_signif(comparisons= list(c('Group A','Group B'),
                                c('Group A','Group C'),
                                c('Group A','Group D')),
              map_signif_level= TRUE,textsize= 6,
              step_increase= 0.2)+
  ylim(NA,25)+
  theme_classic()

plot_grid(p1,p2,ncol= 2,align= 'h',labels= c('A','B'))
```

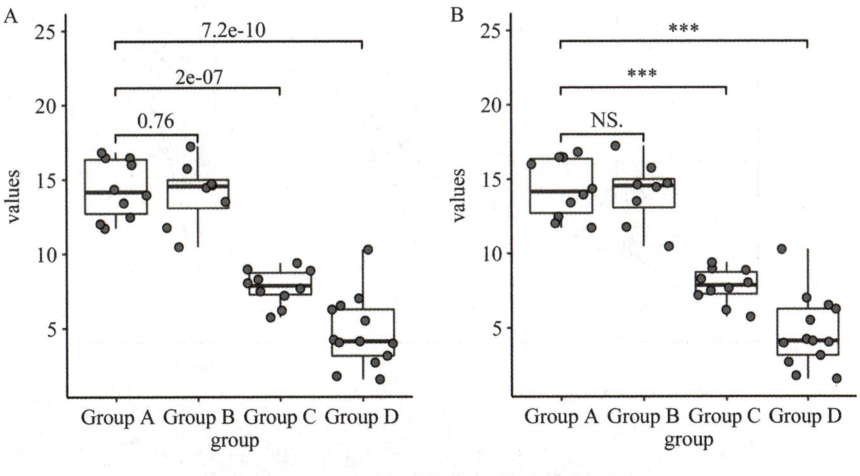

图 5-6 统计信息标识的绘制

除了自动计算 P 值并添加相应的统计学标识,geom_signif()函数也支持用户在指定的具体位置添加自定义的统计学标识,比如"＊＊＊",具体用法可参考函数的帮助文档,在此不作详述(此种用法十分类似于打标签,因为统计检验需要事先完成,而不能在该函数中完成)。ggpval 包与 ggsignif 包类似,但是根据笔者亲身体验,还是推荐 ggsignif 包。下面介绍一下 ggstatsplot 包,这个包的功能可远不止添加 P 值。这个包集成了很多统计函数,从简单的参数检验到复杂的贝叶斯检验,一应俱全,而且还提供了很多 ggplot2 常见的几何对象供我们画图时使用,真正做到了从统计到画图的"一条龙服务"。更为关键的是,这个包返回的对象是 ggplot2 对象,我们可以在此基础上做很多后续的修饰。

code 5-6 中,笔者使用 iris 数据集,对 3 种不同品种的鸢尾花的花萼长度进行比较,选择的检验方法是"p",表示参数方法,还可以选择"np""r"以及"bf",分别表示非参数方法、稳健检验、贝叶斯因子法。图 5-7A 基本是默认设置,返回的信息非常丰富,图形的标题和副标题是当前数据的统计检验信息(具体内容见图 5-8。图形的主体是由"盒型图＋小提琴图＋散点"复合而成,对于简单数据来说,存在一定程度的信息冗余。尤其是中间那个表示均值位置的暗红色点,看起来有些别扭。图 B 是在图 A 的基础上进行了微小的修饰,使图形看起来更加简洁。读者可以根据自身数据特点进行选择。

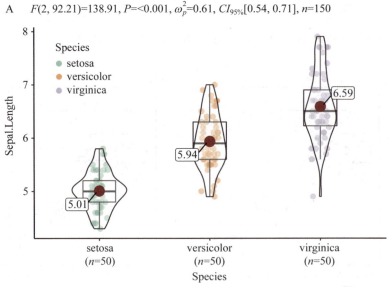

A $F(2, 92.21)=138.91$, $P=<0.001$, $\omega_p^2=0.61$, $CI_{95\%}[0.54, 0.71]$, $n=150$

In favor of null: $\log_e(BF_{01})=-65.10$, $r^{JZS}_{Cauchy}=0.71$

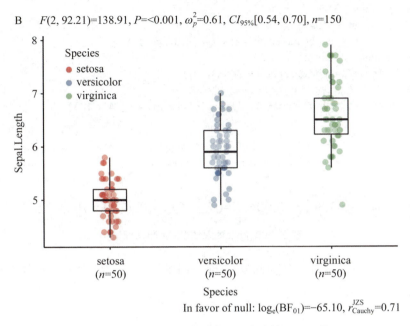

图 5-7 利用 ggstatsplot 进行统计计算和图形绘制

```
1707  # code 5-6
1708  install.packages("ggstatsplot")
1709  library(ggstatsplot)
1710
1711  p1<-ggbetweenstats(
1712    data= iris,
1713    x= Species,
1714    y= Sepal.Length,
1715    messages= T,
1716    type= 'p')+
1717  scale_y_continuous(breaks= seq(3,8,by= 1))+
1718  theme_classic()+
1719  theme(legend.position= c(.13,.8))
1720
1721  p2<-ggbetweenstats(
1722    data= iris,
1723    plot.type= 'box',
1724    x= Species,
1725    y= Sepal.Length,
1726    mean.plotting= F,
1727    messages= T,
```

```
1728        type= 'p',
1729        palette= 'Set1')+
1730        scale_y_continuous(breaks= seq(3,8,by= 1))+
1731        theme_classic()+
1732        theme(legend.position= c(.13,.8))
1733
1734     plot_grid(p1,p2,ncol= 1,align= 'h',labels= c('A','B'))
```

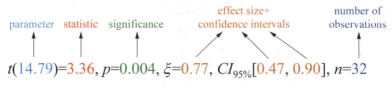

图 5-8 ggstatsplot 包的统计学标识

我们也可以像运用 ggsignif 一样，在图 5-7 上添加统计显著性标识（code 5-7；图 5-9）。

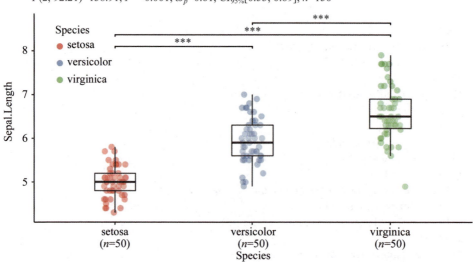

图 5-9 利用 ggstatsplot 进行统计计算并添加统计检验标识

```
1736  # code 5-7
1737  ggbetweenstats(
1738    data= iris,
1739    plot.type= 'box',
1740    x= Species,
1741    y= Sepal.Length,
1742    pairwise.comparisons= T,
1743    mean.plotting= F,
1744    messages= T,
1745    type= 'p',
1746    palette= 'Set1')+
1747    scale_y_continuous(breaks= seq(3,8,by= 1))+
1748    theme_classic()+
1749    theme(legend.position= c(.11,.8))
```

图 5-9 展示了 3 组之间的两两比较,右下角显示了两两比较采用的 P 值校正方法。ggstatsplot 包也能绘制两组之间的配对坡度图,如 code 5-8 和图 5-10 所示。

```
1751  # code 5-8
1752  set.seed(2019)
1753  df<-tibble(values= c(rnorm(10,10,2),
1754                        rnorm(10,15,3)),
1755             group= factor(rep(paste('Group',LETTERS[1:2]),
1756                           each= 10)))
1757
1758  ggwithinstats(
1759    data= df,
1760    x= group,y= values,
1761    pairwise.comparisons= T,
1762    pairwise.display= 's',
1763    pairwise.annotation= 'p',
1764    type= 'p',
1765    mean.size= 4,
1766    mean.color= 'blue',
1767    package= 'ggsci',
1768    palette= 'lanonc_lancet')
```

需要注意的是,在 code 5-8 中笔者使用了 ggwithstats()函数,这个函数表示两组为前后配对比较(两组其实是一组研究对象,如 Group A 为基线时测量的某生化指标,Group B 为该组患者服用药物 2 周后测量的同一个生化指

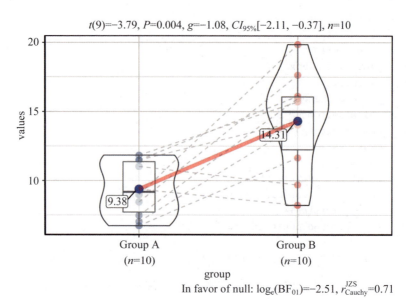

图 5-10 利用 ggstatsplot 进行配对数据的比较

标,统计学中称之为"配对检验",这与组间比较有着本质区别),而 code 5-7 中使用的 ggbetweenstats() 则是真正的组间比较。

除了上述图形,ggstatsplot 还提供了散点、条柱、饼、密度曲线等几何对象供我们选择。绘制的基本原理类似,笔者就再赘述,请感兴趣的读者可参考网上教程自己探索。

5.3 seqlogo 与进化树

这一节将为大家介绍两种生物医学类论文中也较为常见的图形,即 seqlogo 和进化树。虽然还有很多其他图形,如染色体图,偶尔也会被用到,但不在本书讨论范围之内。

5.3.1 seqlogo

基因序列是大多数生物医学研究工作者经常遇到的一种数据。不同于长达几千字节的序列,在一些情况下,我们需要在文中展现局部的序列突变情况(仅有 10~20 bp),这就构成了一个 seqlogo。seqlogo 长什么样子? 看看下面这张插图你就明白了(图 5-11)。

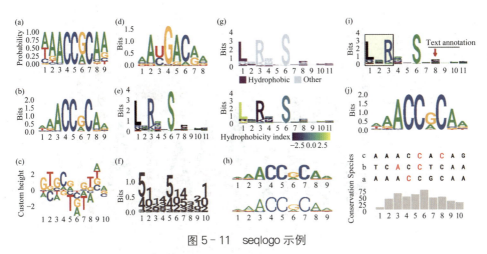

图 5-11 seqlogo 示例

引自：WAGIH O. ggseqlogo：a versatile R package for drawing sequence logos [J]. Bioinformatics, 2017,33(22):3645-3647.

在一串短序列中，不同的位置展示了该位置上碱基的构成比例，字母越大，则表示该碱基占比越大，或者出现的概率越大。这种图形可以反映我们感兴趣的区域内碱基的保守程度，比如疫苗研究中，研究者十分关心微生物基因组中抗原表位的保守性和变异性。目前可及的绘制 seqlogo 的工具不算很多，常见的有网页工具 Weblogo、seqLogo 包、gglogo 包以及最近发布的 ggseqlogo 包。综合比较下来，ggseqlogo 包功能最强，绘制出的图形最好看。code 5-9 展示了最简单的 seqlogo 绘制方法。这里用到的数据是 ggseqlogo 包自带的，而具体绘图的数据为 MA0001.1。读者如果去 R 语言里面查看该数据的话，你会发现，这其实就是一个由 AGCT 构成的等长度的字符串向量。如果是蛋白质序列，其本质是一样的，只不过组成的字母多一些而已。

```
1770  # code 5-9
1771  install.packages('ggseqlogo')
1772  library(ggseqlogo)
1773
1774  data(ggseqlogo_sample)
1775  ggseqlogo(seqs_dna$MA0001.1)
```

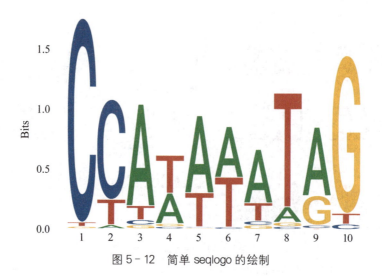

图 5-12 简单 seqlogo 的绘制

图 5-12 横轴是每一个碱基的位点，纵轴在默认情况下是 bits（比特），可以替换成"probability"。关于 bits 和 probability 的区别，在此不作赘述，大家可以去维基百科查询。总之记住一点，不管是什么指标，都是用来衡量某个位点某个碱基出现的可能性大小的。显然，碱基的字符越高（宽度是相同的），其出现的可能性越大。当我们使用自己的序列数据绘制 seqlogo 时，在将序列数据读入之后，第一步需要做的就是将其转换成字符串，然后再来绘图，如 code 5-10 和图 5-13 所示。

```
1777    # code 5-10
1778    library(seqinr)
1779    seqs<-read.fasta('D:\\Epitope.fas')
1780    seqs_string<-vector(mode= 'character')
1781    for(i in1:length(seqs)){
1782    seqs_string[i] <-toupper(c2s(seqs[[i]]))
1783    }
1784
1785    ggseqlogo(seqs_string)
```

图 5-12 和 5-13 展示的是最常见的 seqlogo，横轴是一连串的位点。不过在实际科研工作中，至少还有一种 seqlogo 的横轴不再是位点信息，而是一个分类变量，如某种病毒的不同基因亚型，而 seqlogo 要展示的是某个重要位

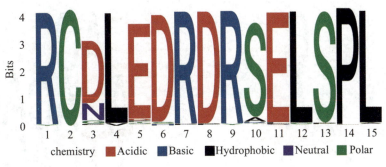

图 5-13 利用本地数据绘制蛋白质 seqlogo

点在这些亚型中的突变情况。这时再将字符串作为参数传给 ggseqlogo()已经无济于事。不过没关系,我们同样可以以一种十分简单的方式绘制这种图形。如 code 5-11 所示,笔者构建了一个随机数据,bases 变量表示碱基的取值,genotype 表示亚型信息,一共 1 200 行。绘图之前,用 table()函数将其转换成矩阵,再用这个矩阵来画图就可以了(图 5-14)。图 5-14A 是默认的 bits 方法,图 5-14B 是 probability 方法。两者看起来还是有一点区别的。

```
# code 5-11
set.seed(2019)
seqs<-tibble(bases= sample(c('A','G','T','C'),1200,rep= T),
             genotype= rep(c('GT1','GT2','GT3',
                             'GT4','GT5','GT6'),
                           each= 200))
seq_mat<-table(seqs$bases,seqs$genotype)
p1<-ggseqlogo(seq_mat)+
  scale_x_continuous(breaks= 1:6,
                     labels= unique(seqs$genotype))

p2<-ggseqlogo(seq_mat,method= 'probability')+
  scale_x_continuous(breaks= 1:6,
                     labels= unique(seqs$genotype))

plot_grid(p1,p2,ncol= 2,labels= c('A','B'),align= 'h')
```

由于 ggseqlogo 是纯正的图层语法,它接受图层叠加,所以我们可以非常轻松地在 seqlogo 上添加想要的元素,如增添注释或者高亮某个区域(code 5-12;图 5-15)。

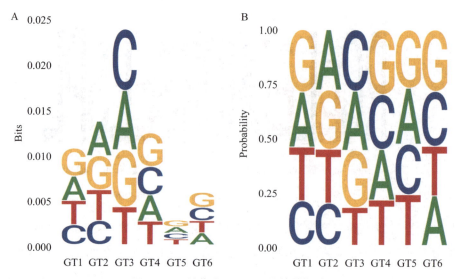

图 5-14 单位点 seqlogo 的绘制方法

```
1805  # code 5-12
1806  ggplot()+
1807    annotate("rect",xmin= 0.5,xmax= 3.5,
1808            ymin= - 0.05,ymax= 1.9,
1809            alpha= 0.1,col= "black",fill= "yellow")+
1810    geom_logo(seqs_dna$MA0001.1,stack_width= 0.9,
1811            col_scheme= 'nucleotide2')+
1812    annotate("segment",x= 4,xend= 8,y= 1.2,
1813            yend= 1.2,size= 2)+
1814    annotate("text",x= 6,y= 1.3,label= "Text annotation")+
1815    theme_logo()
```

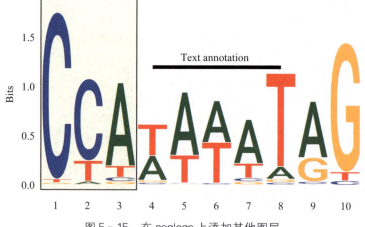

图 5-15 在 seqlogo 上添加其他图层

5.3.2 进化树

进化树(phylogenetic tree)的历史十分悠久,它在生物医学科研期刊中十分常见,尤其是在生态学、病毒学、流行病学以及传染病学等领域。一般来说,进化树可以分为结构树(图5-16)和时间树(图5-17)。前者用枝长反映不同的序列(节点)之间的距离,后者在此基础上添加了时间信息,即可以看出不同节点的分化时间。

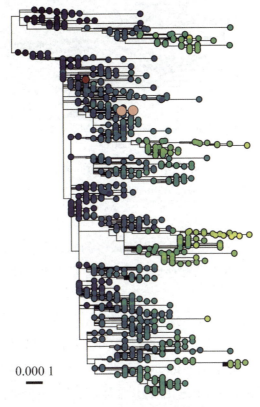

图5-16 论文中的结构树

引自:HOLMES E C,DUDAS G,RAMBAUT A,et al. The evolution of Ebola virus:Insights from the 2013-2016 epidemic [J]. Nature,2016,538(7624):193-200.

结构进化树的构建方法有很多,常用的有邻接法、最大似然法、最大简约法以及贝叶斯法等;常用的软件包括RaxML、PAML以及"傻瓜机中的战斗

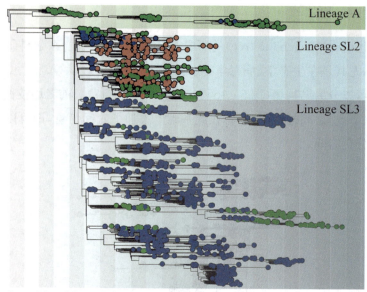

图 5-17 论文中的时间树

引自：HOLMES E C, DUDAS G, RAMBAUT A, et al. The evolution of Ebola virus: Insights from the 2013-2016 epidemic [J]. Nature, 2016, 538(7624): 193-200.

机"——MEGA，时间树的构建目前用得最多的软件是 BEAST。这些软件构建的进化树均以某种格式进行存储，可以通过可视化软件查看，如 treeView 或者 figtree。

一旦进化树构建完毕，树的结构就固定了，可视化软件只能改变它的外观和细节，并不能改变不同节点之间的距离。R 语言中可以使用 ape 包查看和绘制进化树。余光创博士基于 ggplot2 开发了 ggtree，可以在树的图层上添加更多我们想要传达的信息，如进化压力、采样地点等，十分灵活，绘制出的进化树也十分美观(图 5-18)。

ggtree 需要从 bioconductor 下载。本小节内容参考了 ggtree 官方文档(https://yulab-smu.github.io/treedata-book/)。绘制进化树的第一步需要将树文件读取出来。ggtree 提供了非常多的函数，可用于读取不同软件产生的树文件，如 read.beast()和 read.raxml()函数。ggtree 的作者在软件包里封

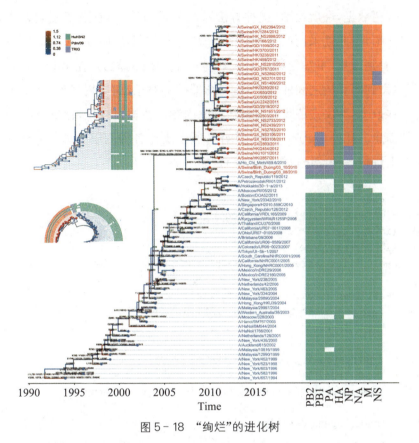

图 5-18 "绚烂"的进化树

引自：YU G, SMITH D K, ZHU H, et al. ggtree: an r package for visualization and annotation of phylogenetic trees with their covariates and other associated data [J]. Methods Ecol Evol, 2017, 8(1): 28-36.

装了很多不同类型的树文件数据，以供用户练习。此外，作者还提供了与 ggtree 配套的树数据处理包，如 tidytree。

code 5-13 中，笔者利用 ggtree 提供的时间树数据构建了 3 个不同的进化树。图 5-19A 是最简单的树，唯一的设置是 mrsd（most recent sampling date，序列最近采样的时间）。图 5-19B 中，在树的根节点和所有中间节点（node point）上添加了一个后验概率信息（code 5-13，行 1829）。图 5-19C 中，笔者首先生成了一个随机数据，用来标识不同序列的采样地点，然后根据序列的标签将两个数据合并。当然，合并之前，我们首先需要将树数据转成数据框（code 5-13，行 1833）。数据合并后，再利用 tridytree 包中的函数将数据框转换成树数据,最后绘图(这种方法看起来很烦琐,还有更简便的方式将在后文中介绍)。此处采用的是在树的所有叶子节点上添加散点(code 5 - 13,行 1843)。看到这里,不知道读者有没有惊叹 ggtree 的能力,在 tidytree 的协助下,可以做到图和树之间的随意转换(图即图形对象,树即树对象)。由于有这个特点,ggtree 不仅支持我们将树数据中内置的数据可视化,也支持我们加入额外的信息。此外,ggtree 是图形语法,所以支持各种图层叠加。ggtree 也支持在树上进行各种标记,如 code 5 - 14 和图 5 - 20 所示。

```
1817  # code 5-13
1818  BiocManager::install('ggtree')
1819  library(ggtree)
1820  library(tidytree)
1821  beast_file<-system.file("examples/MCC_FluA_H3.tree",
1822                         package= "ggtree")
1823  beast_tree<-read.beast(beast_file)
1824  p1<-ggtree(beast_tree,mrsd= "2013-01-01")+
1825    theme_tree2()
1826
1827  p2<-ggtree(beast_tree,mrsd= "2013-01-01")+
1828    theme_tree2()+
1829    geom_nodepoint(aes(size= posterior),color= 'deeppink',
1830               alpha= .6)+
1831    theme(legend.position= c(.15,.8))
1832
1833  beast_tree_data<-as_tibble(beast_tree)
1834  set.seed(2019)
1835  infos<-tibble(locations= sample(c('China','Japan','USA','UK',
1836                         'Brazil'),76,rep= T),
1837             label= na.omit(unique(beast_tree_data$label)))
1838
1839  beast_tree_data2<-full_join(beast_tree_data,infos,by= 'label')
1840  beast_tree2<-as.treedata(beast_tree_data2)
1841  p3<-ggtree(beast_tree2,mrsd= "2013-01-01")+
1842    theme_tree2()+
1843    geom_tippoint(aes(color= locations),size= 2)+
1844    scale_color_lancet()+
1845    theme(legend.position= c(.15,.8))
1846
1847  plot_grid(p1,p2,p3,ncol= 3,labels= c('A','B','C'))
```

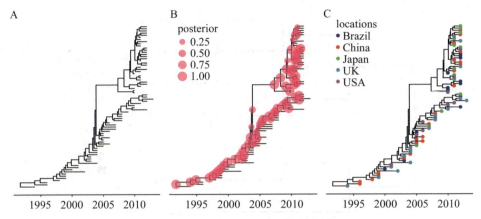

图 5-19 利用 ggtree 绘制进化树

```
1849  # code 5-14
1850  url<-paste0("https://raw.githubusercontent.com/TreeViz/",
1851              "metastyle/master/design/viz_targets_exercise/")
1852  x<-read.tree(paste0(url,"tree_boots.nwk"))
1853  info<-read.csv(paste0(url,"tip_data.csv"))
1854
1855  p1<-ggtree(x)%<+% info+ xlim(- .1,4)
1856  p2<-p+ geom_tiplab(offset= .6,hjust= .5)+
1857    geom_tippoint(aes(shape= trophic_habit,
1858                 color= trophic_habit,
1859                 size= mass_in_kg))+
1860    theme(legend.position= "right")+
1861    scale_size_continuous(range= c(2,5))+
1862    scale_color_lancet()
1863
1864  d2<-read.csv(paste0(url,"inode_data.csv"))
1865  p3<-p2 %<+% d2+
1866    geom_label(aes(label= vernacularName.y,fill= posterior))+
1867    scale_fill_gradient2(low= 'blue',high= 'red',mid= 'white',
1868                  midpoint= 0.88)
1869
1870  plot_grid(p2,p3,ncol= 2,labels= c('A','B'))
```

code 5-14 中，info 和 d2 数据框中包含了一些树的注释数据，比如不同物种的重量、生活习性等。代码中出现了一个新的符号"%<+%"，该符号左边是一个进化树对象，右边是一个用来注释进化树的数据框，两者可以根据某些相同的变量进行合并，以最简洁的方式完成笔者前面展示的烦琐步骤所达到

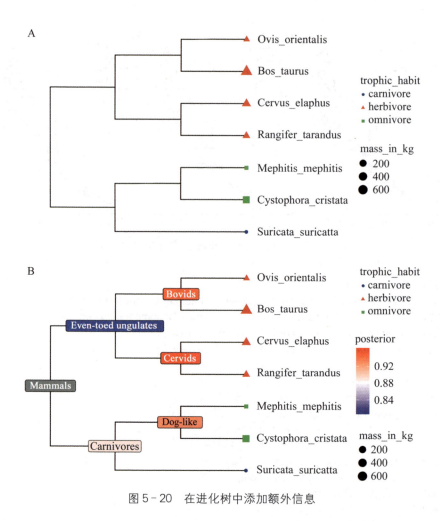

图 5-20 在进化树中添加额外信息

的效果。图 5-20A 在进化树上标记了叶子节点大小、形状和颜色。图 5-20B 在图 5-20A 的基础上标记了内节点的信息,包括节点的后验概率以及物种类别。

ggtree 不仅支持图层叠加,而且支持不同图形的组合。如 code 5-15 和图 5-21 所示,左边是进化树,右边是为进化树"量身定做"的一个热图,可以用来标示不同的序列中蛋白质的构成情况。

```
1885  # code 5-15
1886  beast_file<-system.file("examples/MCC_FluA_H3.tree",
1887                          package= "ggtree")
```

```
1888  beast_tree<-read.beast(beast_file)
1889
1890  genotype_file<-system.file("examples/Genotype.txt",
1891                            package= "ggtree")
1892  genotype<-read.table(genotype_file,sep= "\t",
1893                       stringsAsFactor= F)
1894  colnames(genotype)<-sub("\\.$ ","",colnames(genotype))
1895  p<-ggtree(beast_tree,mrsd= "2013-01-01")+
1896    geom_treescale(x= 2008,y= 1,offset= 2)+
1897    geom_tiplab(size= 2)
1898  gheatmap(p,genotype,offset= 5,width= 0.5,font.size= 3,
1899          colnames_angle= - 45,hjust= 0)+
1900    scale_fill_lancet(breaks= c("HuH3N2","pdm","trig"),
1901                     name= "genotype")
```

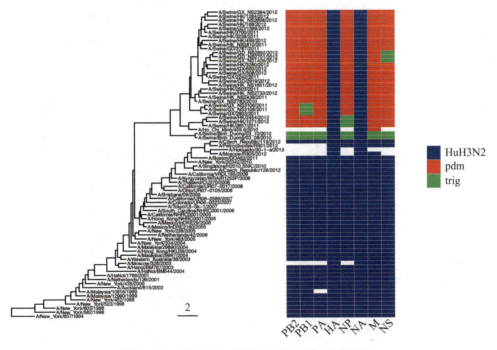

图 5-21　进化树与热图结合使用(离散型变量)

除了可以在进化树右侧加上由离散变量构成热图外,还可以添加由连续型变量构成的热图。如 code 5-16 和图 5-22 所示,笔者构建了一个随机的进化压力数据,然后用热图映射该数据,添加到进化树的右侧,用来标识每一株序列的进化压力大小。

```
# code 5-16
set.seed(2019)
dnds<-data.frame(DnDs= abs(rnorm(76,1,0.5)))
row.names(dnds)<-row.names(genotype)

p<-ggtree(beast_tree,mrsd= "2013-01-01")+
  geom_treescale(x= 2008,y= 1,offset= 2)+
  geom_tiplab(size= 2,align= T)
gheatmap(p,dnds,offset= 5,width= 0.1,font.size= 3,
         hjust= 0.5,colnames= T)+
  scale_fill_gradient(low= 'white',high= 'red')
```

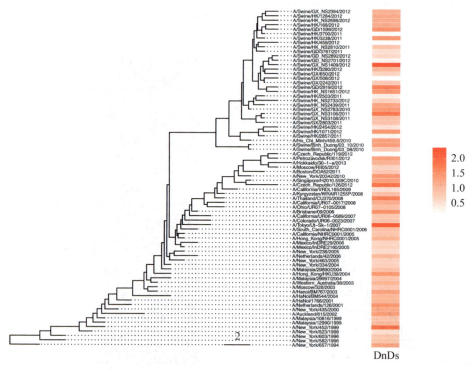

图 5-22　进化树与热图结合使用（连续型变量）

ggtree 中的 msaplot()函数还支持在进化树右侧添加 fasta 格式的序列。方法与添加热图的方式相似，在此就不演示了。下面展示一下如何在进化树周围添加多层信息。code 5-17 和图 5-23 展示了一个环形构造的进化树，在进化树的外围，利用热图添加了两层信息，内层信息是离散的，外层信息是连续的。

```
# code 5-17
nwk<-system.file("extdata","sample.nwk",package= "treeio")
tree<-read.tree(nwk)
circ<-ggtree(tree,layout= "circular")
df<-data.frame(first= c("a","b","a","c","d","d",
                        "a","b","e","e","f","c","f"),
               second= c("z","z","z","z","y","y",
                         "y","y","x","x","x","a","a"))
rownames(df)<-tree$tip.label

set.seed(2019)
df2<-as.data.frame(matrix(rnorm(39),ncol= 3))
rownames(df2)<-tree$tip.label
colnames(df2)<-LETTERS[1:3]

p1<-gheatmap(circ,df,offset= .8,width= .2,
             colnames_angle= 95,colnames_offset_y= .25)+
  scale_fill_viridis_d(option= "D",name= "discrete\nvalue")

library(ggnewscale)
p2<-p1+ new_scale_fill()
p3<-gheatmap(p2,df2,offset= 15,width= .3,
       colnames_angle= 90,colnames_offset_y= .25)+
  scale_fill_viridis_c(option= 'C',name= "continuous\nvalue")

plot_grid(p1,p3,ncol= 2,labels= c('A','B'))
```

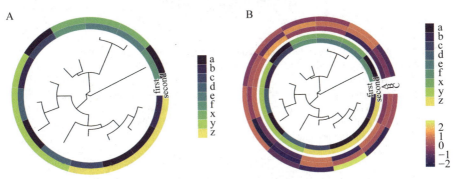

图 5-23 环形进化树的绘制

如你所见，只要准备好绘图数据，ggtree 绘制出的进化树绝对是"CNS（即 Cell、Nature、Science 的简称）级别"的。最难能可贵的是，它完全支持各种元素的叠加和组合，让你有充分发挥的余地。当然，本小节介绍的内容只是 ggtree 的一小部分，想学习更多的朋友可以参考 ggtree 作者写的官方文档。

5.4 和弦图

和弦图是近两年在生物医学 SCI 收录论文中常见的一种插图类型,它通常用来展示不同类别之间的相互关系。当数据非常密集且要展示的相关关系较多时,和弦图是一个非常不错的选择(图 5-24)。

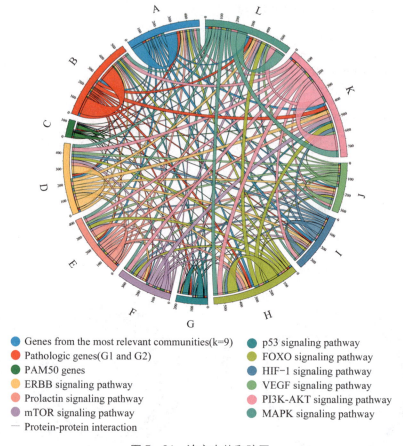

图 5-24 论文中的和弦图

引自:LÓPEZ-CORTÉS A,PAZ Y M C,CABRERA-ANDRADE A,et al. Gene prioritization, communality analysis, networking and metabolic integrated pathway to better understand breast cancer pathogenesis [J]. Sci Rep, 2018,8(1):16679.

从图 5-24 可以看出,和弦图整体布局是一个圆,每个类别占据圆周的一块,圆弧的大小对应类别的数值大小。不同的类别之间用弧线相连,用以展示其相关关系。更复杂的和弦图可以进一步修饰圆弧的粗细或者颜色,展示更多的信息。和弦图有助于我们观察多种类别之间的相关性,但是当数据过多时,会显得错综复杂。所以大家在使用的时候一定要慎重,避免起到相反的作用。R 语言中有专门用来绘制和弦图的 circlize 包。该包中的 chordDiagram()函数接受一个数据框或者一个矩阵(matrix)。不过大家使用该包的时候,要注意一点,这个包基于的是基础绘图包的语法,因此,里面很多参数与 ggplot2 是不同的,比如表示点的形状,基础绘图包用的是 pch,而 ggplot2 用的是 shape。

如 code 5-18 和图 5-25 所示,data 是由两个随机向量构成的矩阵(20 行×5 列)。笔者给矩阵分别加了行名和列名,然后利用 chordDiagram()函数直接对矩阵进行构图。我们也可以利用该函数中的 grid.col 进行颜色调整。

```
1941  # code 5-18
1942  library(circlize)
1943  set.seed(2019)
1944  numbers<-sample(c(1:1000),100,replace= T)
1945  data<-matrix(numbers,ncol= 5)
1946  rownames(data)<-paste0("Set-",seq(1,20))
1947  colnames(data)<-paste0("Pair-",seq(1,5))
1948  chordDiagram(data,transparency= 0.5)
```

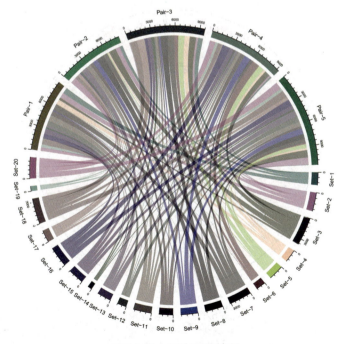

图 5-25　和弦图的绘制

circlize 包不仅能够绘制这种复杂的和弦图,也可以用圆环的形式展示其他类型的数据,如 code 5-19 和图 5-26 展示的是不同分类下的数据散点。

```
# code 5-19
circos.par("track.height"= 0.4)
set.seed(2019)
data= data.frame(
  factor= sample(letters[1:8],1000,replace= TRUE),
  x= rnorm(1000),
  y= runif(1000)
)

circos.initialize(factors= data$factor,x= data$x)
circos.trackPlotRegion(factors= data$factor,y= data$y,
                       panel.fun= function(x,y){
  circos.axis()
})
circos.trackPoints(data$factor,data$x,data$y,
                   col= "deeppink",pch= 16)
```

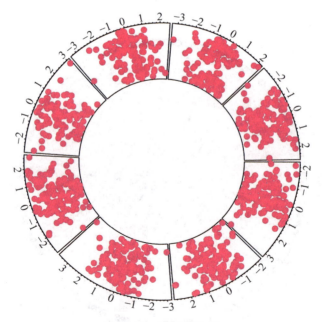

图 5-26　环形散点图

我们也可以把散点换成条柱。不过此时是直方图的形式，因此只能展示一个变量的信息（code 5-20；图 5-27）。

```
1967  # code 5-20
1968  circos.par("track.height"= 0.4)
1969  set.seed(2019)
1970  data= data.frame(
1971    factor= sample(letters[1:8],1000,replace= TRUE),
1972    x= rnorm(1000),
1973    y= runif(1000)
1974  )
1975  circos.initialize(factors= data$factor,x= data$x)
1976  circos.trackHist(data$factor,data$x,col= "#69b3a2")
```

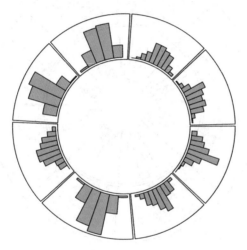

图 5-27　环形直方图

我们甚至还可以利用 circos.trackPlotRegion() 函数（code 5-21，行 1987），将图 5-26 和图 5-27 叠加起来，如图 5-28 所示，内层是条柱，外层是散点。

```
1978  # code 5-21
1979  circos.par("track.height"= 0.4)
1980  set.seed(2019)
1981  data= data.frame(
1982    factor= sample(letters[1:8],1000,replace= TRUE),
1983    x= rnorm(1000),
```

```
1984        y= runif(1000)
1985  )
1986  circos.initialize(factors= data$factor,x= data$x)
1987  circos.trackPlotRegion(factors= data$factor,y= data$y,
1988                         panel.fun= function(x,y){
1989                            circos.axis()
1990                         })
1991  circos.trackPoints(data$factor,data$x,data$y,
1992                     col= "deeppink",pch= 16)
1993  circos.trackHist(data$factor,data$x,col= "#69b3a2")
```

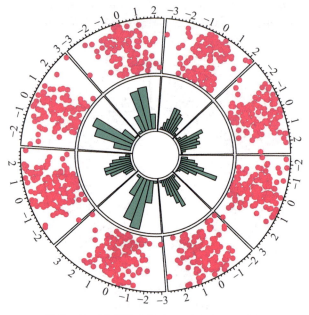

图 5-28 环形散点图和环形直方图的叠加

拓展阅读

1. 哈佛大学 ggplot2 教程：如何绘出 Economist 上的图表[EB/OL]. (2018-04-08)[2022-04-12]. http://tutorials.iq.harvard.edu/R/Rgraphics/Rgraphics.html.

2. PATIL I. Ggstatsplot/stats_reporting_format[EB/OL]. (2019-09-29)[2022-04-12]. https://github.com/IndrajeetPatil/ggstatsplot/blob/master/man/figures/stats_reporting_format.png.

3. PATIL I. Ggplot2 based plots with statistical details[EB/OL]. (2019-07-19)

[2022-04-12]. https://indrajeetpatil.github.io/ggstatsplot/.
4. YU G, LAM T T Y, ZHU H, et al. Two methods for mapping and visualizing associated data on phylogeny using ggtree[J]. Mol Biol Evol, 2018, 35(2): 3041-3043.
5. YU G, SMITH D K, ZHU H, et al. Ggtree: an R package for visualization and annotation of phylogenetic trees with their covariates and other associated data[J]. Methods Ecol Evol, 2017, 8(1): 28-36.
6. YU G. Data integration, manipulation and visualization of phylogenetic trees[EB/OL]. (2020-02-10)[2022-04-12]. http://yulab-smu.top/treedata-book/index.html.
7. YAN H. Available circular chart types with circlize[EB/OL]. (2019-11-12)[2022-04-12]. https://r-graph-gallery.com/226-plot-types-for-circular-plot.html.

第 6 章 图形配色方案

俗话说，人靠衣裳马靠鞍，这对科研论文的插图来说也是一样的。除了杂志明确要求必须是黑白图片外，我们一般都会上传彩色图片。首先，由于如今绝大多数杂志都有电子版本，对于一个包含多种信息的图形来说，彩色比黑白能更好地表达其含义；其次，利用色彩的合理搭配，能够进一步提升图形的整体观感。

R 语言中默认支持 600 多种颜色，足以让我们进行选择和搭配了。一般来讲，在 R 里面使用颜色，不外乎两种方法：第一种是直接使用颜色的英文名称，比如"red"；第二种是使用颜色对应的十六进制代码，如"♯de2d26"。值得注意的是，以上两种方法都必须以字符串的形式赋值给相应的参数。在实际的应用中，使用十六进制代码更常见一些，因为对于一些罕见的颜色，多数用户并不知道其准确的英文名称。R 语言也提供了很多函数用于生成颜色，比如 rgb()、gray()、rainbow() 等函数。这些在《R 语言与医学统计图形》中都有涉及，在此不再赘述。

颜色的使用虽然容易，但搭配却是个很大的问题。不同的数据情境下使用什么色系，直接影响到图形的整体观感。不同的期刊，尤其是大牌期刊，图形的配色风格也是自成一派。如何更好地贴近目标期刊的配色风格，这也是个常见的问题。为了帮助对色彩不敏感的使用者进行颜色搭配，R 语言中提供了很多颜色搭配的扩展包，如 RColorBrewer、ggsci、viridis 等。这些包中大多含有至少两种不同的颜色搭配，即离散色和连续色。此外，一些配色网站也很好用，如"colorbrewer2. org"和"colorhunt. co/"。这两个网站为大家提供了不同场景下的配色方案，而且提供了颜色的十六进制代码。下面为大家做一些简单的演示，更多配色方案大家可以采用类似的方法进行选择。

6.1 离散色

离散色,顾名思义,用来给离散变量上色的,基本要求是颜色之间区分度足够大。图 6-1 展示了 ggsci 包中的几种常见配色(为了节省空间,code 6-1 仅展示了一种配色的图形画法),比如 AAAS(即美国科学促进会出版的杂志,

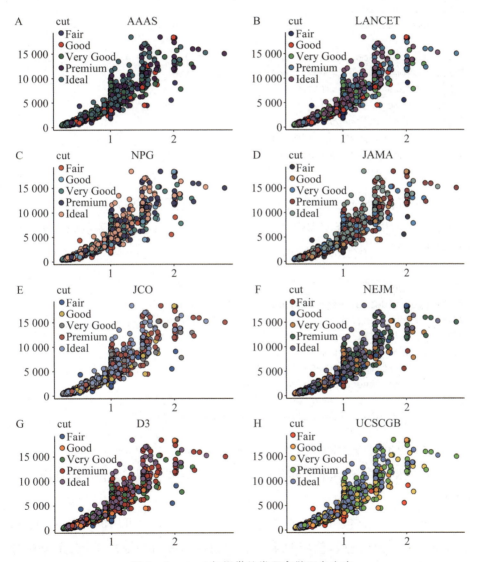

图 6-1 ggsci 包提供的常用离散配色方案

包括 Science 及其子刊)、Lancet 等杂志的配色。除了图 6-1H 使用的 UCSCGB 配色为亮色系外（实际上，这是 UCSC 的 genomebrowser 网站配色），你会发现大部分的期刊配色都是暗色系。当然，ggsci 包并不能完全代表所有杂志的配色要求。

```
2246  # code 6-1
2247  library(ggsci)
2248  set.seed(2019)
2249  dsamp<-diamonds[sample(nrow(diamonds),1000),]
2250
2251  ggplot(dsamp,aes(carat,price,fill= cut))+
2252    geom_point(shape= 21,color= 'black',size= 3)+
2253    scale_fill_aaas()+
2254    theme_classic()+
2255    labs(title= 'AAAS',x= '',y= '')+
2256    theme(legend.position= c(.15,.8),
2257          legend.background= element_rect(fill= NA),
2258          plot.title= element_text(hjust= 0.5))
```

　　RColorBrewer 包也提供了很多不同的离散色方案，而且这些方案已经集成在 ggplot2 中，用户无须调用额外的 R 包，就可以直接通过颜色标度函数使用，如 code 6-2 中行 2327 所示。

```
2324  # code 6-2
2325  ggplot(dsamp,aes(carat,price,fill= cut))+
2326    geom_point(shape= 21,color= 'black',size= 3)+
2327    scale_fill_brewer(palette= 'Set1')+
2328    theme_classic()+
2329    labs(title= 'RCB-Set1',x= '',y= '')+
2330    theme(legend.position= c(.15,.8),
2331          legend.background= element_rect(fill= NA),
2332          plot.title= element_text(hjust= 0.5))
```

　　图 6-2 中展示的配色方案总体来说比图 6-1 要更清新一些，如 Set2、Set3 和 Accent 方案的颜色区分度较高，整体美观，适用于科研论文的插图。

　　此外，paletteer 包中集成了当前 R 语言中绝大多数可用的配色包（共 25 个包，869 种离散配色），使用起来也非常简单。最为关键的是，它完全支持 ggplot2。如 code 6-3 所示，通过使用标度函数 scale_fill_palleteer_d()（此处

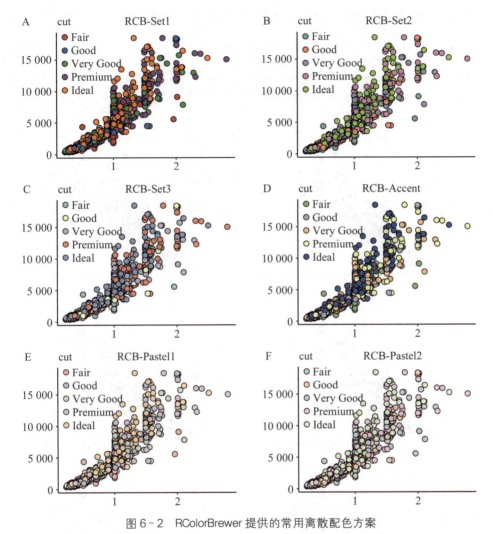

图 6-2 RColorBrewer 提供的常用离散配色方案

字母"d"表示"discrete"),可以实现调用不同配色包中的配色方案(package 和 palette 参数)。code 6-3 仅展示了图 6-3A 对应的代码。

```
2378  # code 6-3
2379  devtools::install_github("EmilHvitfeldt/paletteer")
2380  library(paletteer)
2381
2382  ggplot(dsamp,aes(carat,price,fill= cut))+
2383    geom_point(shape= 21,color= 'black',size= 3)+
```

```
2384    scale_fill_paletteer_d(package= 'awtools',palette= 'mpalette')+
2385    theme_classic()+
2386    labs(title= 'awtools-mpalette',x= '',y= '')+
2387    theme(legend.position= c(.15,.8),
2388          legend.background= element_rect(fill= NA),
2389          plot.title= element_text(hjust= 0.5))
```

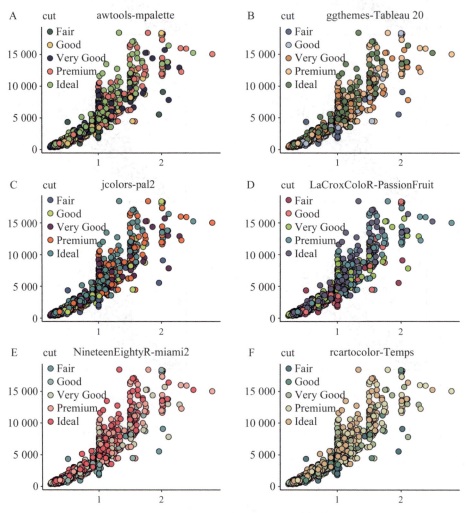

图 6-3 paletteer 包提供的常用离散配色方案

图 6-3 中仅为大家展示了少数几个包中的离散配色。在 25 个包、896 种配色中,总能选到一款适合你的方案。

假如你对这些选择仍不满意,你还可以使用 scale_fill_manual()函数自己定义一个色盘,如 code 6-4 和图 6-4 所示,此处提供了 5 种不同的颜色用来填充散点。值得注意的是,该函数要求用户所给的颜色数量与进行颜色映射变量的水平数目一致,比如此处 cut 变量一共 5 个水平,所以定义了 5 种颜色。

```
2443  # code 6-4
2444  ggplot(dsamp,aes(carat,price,fill= cut))+
2445    geom_point(shape= 21,color= 'black',size= 3)+
2446    scale_fill_manual(values= c('#a6cee3','#1f78b4','#b2df8a','#33a02c','#fb9a99'))+
2447    theme_classic()+
2448    labs(title= 'Customized palette',x= '',y= '')+
2449    theme(legend.position= c(.15,.8),
2450          legend.background= element_rect(fill= NA),
2451          plot.title= element_text(hjust= 0.5))
```

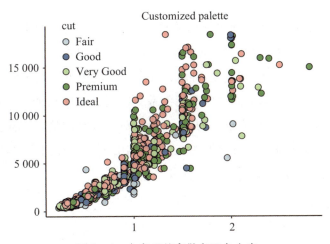

图 6-4　自定义的离散色配色方案

当用于颜色映射的分类变量的分类水平非常多时(比如进行泛癌分析,常见的肿瘤约有 30 种),常用配色包中的配色方案大多没有提供这么多的颜色供用户选择,这时用户可以自己定义颜色,也可以借助 pals 包。pals 包提供了非常多的离散色配色方案,且每种方案中颜色种类很多,适用于多分类水平的情形(图 6-5)。

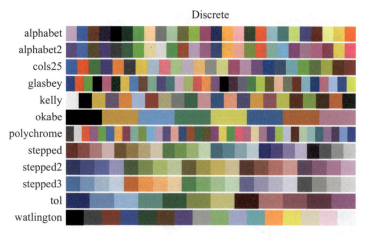

图6-5 pals包提供的多种离散色配色方案

6.2 连续色

连续色在科研论文插图中使用的频率相对较低,在地图中出现的比例稍高一些。连续色分为两种:第一种是单渐变色,即颜色由浅入深或者由深入浅(图6-6A);第二种是双渐变色,即颜色在两个不同色系之间转换(图6-6B)。这两种情形的使用场景不同。单渐变色系一般用来展示某个变量在一个方向上的变化,比如以深色对应较大的值,以浅色对应较小的值。双渐变色系一般用来展示某个变量在两个方向上的变化,比如由负数变化为正数,以0作为中间点,这种使用方法在地图中使用较多。

```
2453    # code 6-5
2454    library(scales)
2455
2456    sequential<-c('#f7fcfd','#e5f5f9','#ccece6',
2457    '#99d8c9','#66c2a4','#41ae76',
2458    '#238b45','#006d2c','#00441b')
2459    show_col(sequential)
2460
2461    diverging<-c('#d73027','#f46d43','#fdae61',
2462                 '#fee08b','#ffffbf','#d9ef8b',
2463                 '#a6d96a','#66bd63','#1a9850')
2464    show_col(diverging)
```

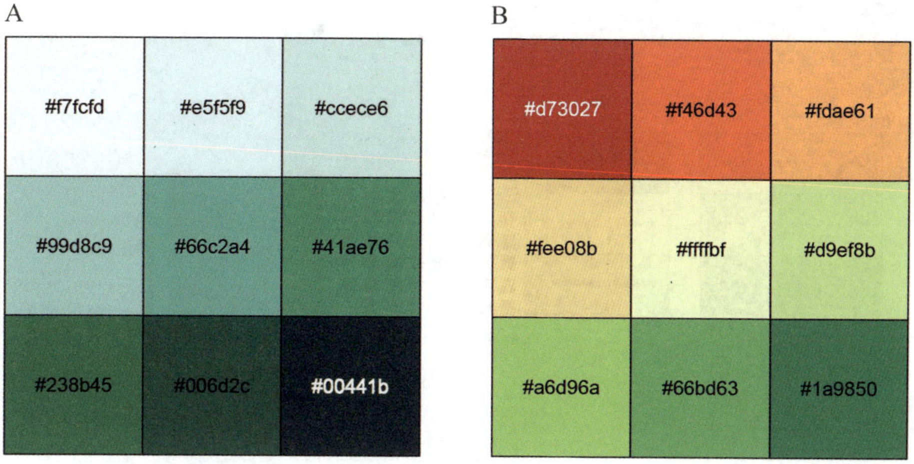

图 6-6 连续色的两种不同形式

当纯粹是为了表示数值大小时,使用单渐变色即可,当需要表示变化时,则推荐使用双渐变色,而且中间色一般选择较浅的颜色,比如白色或者灰色等。paletteer 包也提供了非常多的连续色配色方案,在 ggplot2 中同样只需要使用 scale_fill_paletteer_c()和 scale_color_paletteer_c()函数即可(此处字母"c"表示"continuous")。当然,ggplot2 自带的 scale_fill(color)_gradient2()或 scale_fill(color)_gradientn()函数也十分方便。

R 语言提供了如此之多的配色选择,不免会让许多读者陷入难以选择的境地。这时你需要仔细审视一下自己的审美,去找一张你觉得配色很好看的插图,以图片形式存储到本地计算机上。假如你是 Windows 系统的电脑,打开"画图"软件,利用工具栏中的"吸色笔",吸取图中颜色,再在颜色编辑器中查看颜色的 RGB(red、green 和 blue 的成分值,默认最大值为 255)。如图 6-7 所示,笔者选取了颜色"♯f46d43",颜色编辑器中显示该颜色 RGB 分别为 244,108,66。获取这个数值后,则可以在 R 中利用 rgb()函数生成对应的颜色(code 6-6 行 2469 和图 6-8)。不过需要注意,由于有时候图片颜色失真,你得到的颜色不一定就是你看到的颜色。Mac 系统的电脑中自带了吸色器(digital color meter),同样可以返回颜色的 RGB。对于大多数有"选择困难症"的读者来说,这不失为一个灵活的办法。

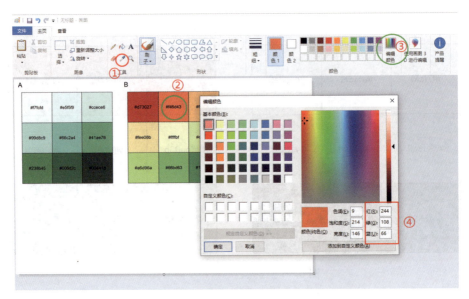

图6-7 使用Windows系统中的画图工具提取颜色

```
2466  # code 6-6
2467  ggplot(dsamp,aes(carat,price))+
2468    geom_point(shape= 21,color= 'black',size= 3,
2469              fill= rgb(244,108,66,maxColorValue= 255))+
2470    theme_classic()+
2471    theme(legend.position= c(.15,.8),
2472          legend.background= element_rect(fill= NA),
2473          plot.title= element_text(hjust= 0.5))
```

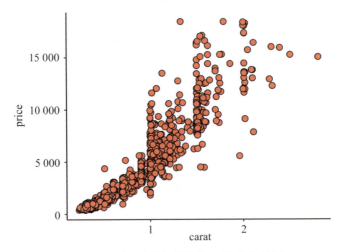

图6-8 利用计算机提取的RGB颜色绘图

如前文所说,当有的杂志不接收彩图时,就把彩图换成黑白的。大多数情况下,黑白灰也能满足我们的需求,因为 R 语言中提供了 101 种灰色,从"gray0"到"gray100"("gray0"即纯黑色,"gray100"即纯白色)。

6.3 配色网站的使用

在进行颜色选择的时候,读者也可以借助在线网页工具,这里为大家介绍 ColorBrewer 网站和 Color Hunt 网站。如图 6-9 所示,ColorBrewer 网站提供 3 种不同属性的颜色选项,即单渐变色(sequential)、双渐变色(diverging)和离散色(qualitative),颜色数目可选值为 3~12。

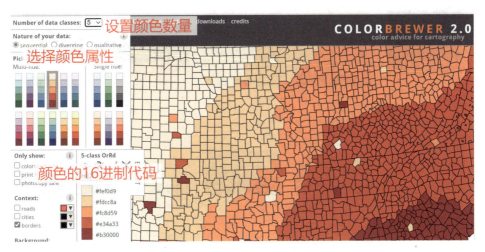

图 6-9 ColorBrewer 在线工具

在 ColorBrewer 网站中,针对不同的颜色属性提供了多种方案可供选择,如图 6-10 所示。颜色选择完成后,网站会提供所选颜色对应的十六进制代码,用户可以直接复制该代码到 R 语言中,以字符串的形式进行颜色设置。

Color Hunt 网站与 ColorBrewer 网站不同。如图 6-11 所示,该网站提供的配色方案更多(多达几千种),但是每种配色方案均只提供了 4 种颜色组合,且以离散配色为主。每种配色方案都提供了网友"喜好"程度的标记。将光标放置在某种颜色上,会自动显示该颜色对应的 16 进制代码。

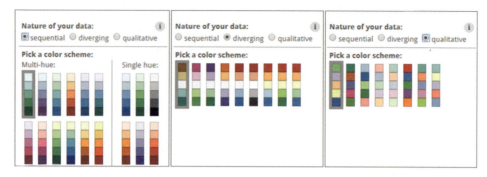

图 6-10　ColorBrewer 在线工具提供的配色方案

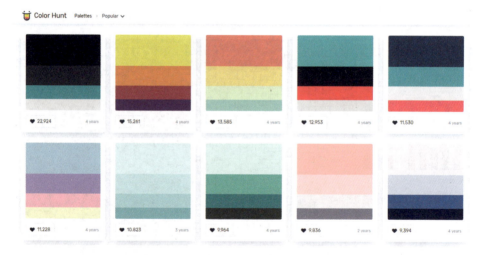

图 6-11　Color Hunt 在线工具

第 7 章 主题选择与整体布局

图形的主题是指图形呈现出的整体风格,这与图形的整体布局有些类似,比如背景色、前景色、网格线等。与颜色搭配一样,图形的整体风格和整体布局对图形的整体观感也有直接的影响。

7.1 背景选择

图形的背景通常由绘图区域的填充色、边框色、线条等构成。在 ggplot2 中,默认的背景就是一个灰色的网格。对于大多数科研论文的插图,不论你画的是散点、条柱还是线条,我们通常都会把这个灰色网格替换成其他背景。因为在灰色的背景上绘图,很多元素显示不清,而且一旦这些论文被黑白打印机打印出来,灰色背景上的元素就更加模糊了。

图 7-1 展示了 ggplot2 中常用的 6 种内置主题(code 7-1 仅展示了前两种主题对应的代码)。在同一套数据上,6 种不同的主题从整体上看风格迥异。首先我们摒弃第一种默认主题,在剩下的 5 种中,bw、light 和 test 主题都是封闭式主题(四周都是边框),classic 是半开放式主题,minimal 是全开放式主题。从数据展示角度来看,由于仅仅是为了展示两个变量的相关性,我们只需要看散点的整体趋势,而不需要看具体某个点在哪个位置,因此更倾向于选择简单的主题,即背景为空白的 classic 和 test。假如这是一幅单独的图,也就是说旁边不存在其他图形,那么 classic 和 test 主题都可以。假如这是某一幅图中的子图,那笔者建议选择封闭式的 test 主题。这里注意一点,用户在使用主题函数的时候,如果同时使用 theme() 函数进行了细节的调整,那么主题函数就必须放置在 theme() 之前,否则,theme() 中的设置会被覆盖掉。

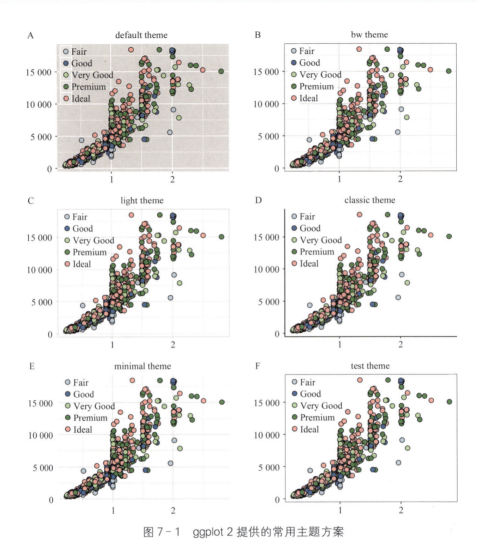

图 7-1 ggplot 2 提供的常用主题方案

```
2475  # code 7-1
2476  set.seed(2019)
2477  dsamp<-diamonds[sample(nrow(diamonds),1000),]
2478
2479  P1<-ggplot(dsamp,aes(carat,price,fill= cut))+
2480    geom_point(shape= 21,color= 'black',size= 3)+
2481    scale_fill_manual(name= '',
2482                     values= c('#a6cee3','#1f78b4','#b2df8a',
2483                               '#33a02c','#fb9a99'))+
2484    labs(title= 'default theme',x= '',y= '')+
2485    theme(legend.position= c(.15,.8),
2486          legend.background= element_rect(fill= NA,color= NA),
```

```
2487        plot.title= element_text(hjust= 0.5))
2488
2489  P2<-ggplot(dsamp,aes(carat,price,fill= cut))+
2490    geom_point(shape= 21,color= 'black',size= 3)+
2491    scale_fill_manual(name= '',
2492                     values= c('#a6cee3','#1f78b4','#b2df8a',
2493                               '#33a02c','#fb9a99'))+
2494    labs(title= 'bw theme',x= '',y= '')+
2495    theme_bw()+
2496    theme(legend.position= c(.15,.8),
2497          legend.background= element_rect(fill= NA,color= NA),
2498          plot.title= element_text(hjust= 0.5))
2499  # ...
```

假如图中的散点是为了展示数据的大小,那就如同条形图一样,选择有背景网格的主题,方便一眼看出孰高孰低。

在条形图中,白色背景上可以适当添加浅色的线条,但是不宜添加跟条柱方向平行的线条,避免混淆。code 7-2 和图 7-2 展示了 4 种不同背景的条图,整体观感图 D>图 C>图 B>图 A。

```
2546  # code 7-2
2547  p1<-ggplot(dsamp,aes(cut,weight= price,fill= color))+
2548    geom_bar(width= 0.8,position= 'dodge',
2549             color= 'gray40',size= .5)+
2550    scale_fill_npg()+
2551    scale_y_continuous(expand= c(0,0),limits= c(0,5e5))+
2552    theme_bw()+
2553    theme(legend.position= c(.12,.7),
2554          legend.background= element_rect(fill= NA,color= NA))
2555  p2<-ggplot(dsamp,aes(cut,weight= price,fill= color))+
2556    geom_bar(width= 0.8,position= 'dodge',
2557             color= 'gray40',size= .5)+
2558    scale_fill_npg()+
2559    scale_y_continuous(expand= c(0,0),limits= c(0,5e5))+
2560    theme_bw()+
2561    theme(legend.position= c(.12,.7),
2562          legend.background= element_rect(fill= NA,color= NA),
2563          panel.grid.major.x= element_blank(),
2564          panel.grid.minor.y= element_blank())
2565  p3<-ggplot(dsamp,aes(cut,weight= price,fill= color))+
2566    geom_hline(yintercept= seq(1e5,4e5,1e5),color= 'gray')+
2567    geom_bar(width= 0.8,position= 'dodge',
```

```
2568            color= 'gray40',size= .5)+
2569    scale_fill_npg()+
2570    scale_y_continuous(expand= c(0,0),limits= c(0,5e5))+
2571    theme_classic()+
2572    theme(legend.position= c(.12,.7),
2573          legend.background= element_rect(fill= NA,color= NA))
2574 p4<-ggplot(dsamp,aes(cut,weight= price,fill= color))+
2575    geom_bar(width= 0.8,position= 'dodge',
2576            color= 'gray40',size= .5)+
2577    scale_fill_npg()+
2578    scale_y_continuous(expand= c(0,0),limits= c(0,5e5))+
2579    theme_test()+
2580    theme(legend.position= c(.12,.7),
2581          legend.background= element_rect(fill= NA,color= NA),
2582          panel.grid.major.x= element_blank(),
2583          panel.grid.minor.y= element_blank())
2584 plot_grid(p1,p2,p3,p4,ncol= 2,labels= LETTERS[1:4])
```

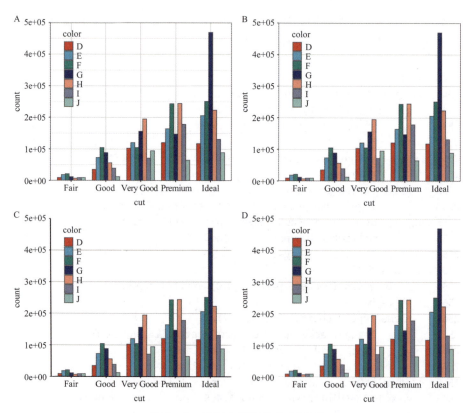

图 7-2　不同主题风格的条形图

对于线图更是如此,由于图中主元素是线条,因此不宜出现除坐标轴线以外的其他线条,尤其不宜出现亮色或者深色线条。

除了 ggplot2 中内置的主题,R 语言中还有很多个包提供了主题选择方案,如 ggthemes、ggthemr、ggtech 等。这些包提供的很多主题适用于商业图表,但是不一定适用于科技论文的插图,因此,在这里就不给大家演示了,有兴趣的读者可以自行探索。总之,在科研论文中,图形应该遵循"合适简洁美观"的原则。

7.2 图例位置

图例作为大多数图形不可或缺的一部分,如何放置其位置在整个图形中是十分灵活的。我们完全可以根据图形的元素排列来安排图例的位置。

code 7-3 和图 7-3 展示了图例的 4 种不同位置。图 A 是默认情况,在拼图的情况下,由于图例在右边需要占据一定空间,整个左边的主图被压缩得很厉害;图 B 中,图例的位置调整到图形内部了(code 7-3,行 2603);图 C 中图例的位置是在图形上方(code 7-3,行 2609),且为平行排列(code 7-3,行 2611);图 D 与图 B 类似,只是少了图例的标题。在当前数据集下,笔者更推荐图 D,因为数据量不大,图形中有大量空白,不需要将图例放在绘图区域外部,而且由于分组变量已经写得非常清楚(Group A 和 Group B),图例的标题 group 属于冗余信息,可以去除。

```
2586  # code 7-3
2587  set.seed(2019)
2588  id<-1:10
2589  df<-tibble(x= rep(id,2),
2590              y= c(id* 1.8+ rnorm(10,0,1),
2591                   x= id* 3+ rnorm(10,0,1)),
2592              group= rep(c('Group A','Group B'),each= 10))
2593
2594  p1<-ggplot(df,aes(x,y,fill= group,group= group))+
2595    geom_line()+
2596    geom_point(shape= 21,color= 'gray40',size= 3)+
2597    theme_classic()
2598
2599  p2<-ggplot(df,aes(x,y,fill= group,group= group))+
```

```
2600    geom_line()+
2601    geom_point(shape= 21,color= 'gray40',size= 3)+
2602    theme_classic()+
2603    theme(legend.position= c(.15,.85))
2604
2605 p3<-ggplot(df,aes(x,y,fill= group,group= group))+
2606    geom_line()+
2607    geom_point(shape= 21,color= 'gray40',size= 3)+
2608    theme_classic()+
2609    theme(legend.position= 'top')+
2610    scale_fill_jco(name= '')+
2611    guides(fill= guide_legend(ncol= 2))
2612
2613 p4<-ggplot(df,aes(x,y,fill= group,group= group))+
2614    geom_line()+
2615    geom_point(shape= 21,color= 'gray40',size= 3)+
2616    theme_classic()+
2617    theme(legend.position= c(.15,.85))+
2618    scale_fill_jco(name= '')
2619 plot_grid(p1,p2,p3,p4,ncol= 2,labels= LETTERS[1:4],
2620          align= c('v','h'))
```

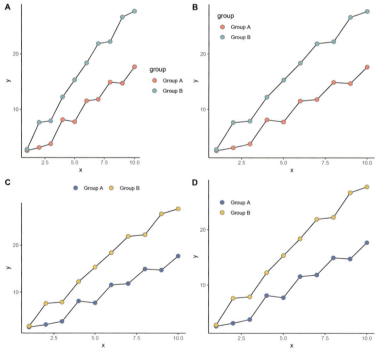

图 7-3　图例位置的设置

code 7-4 和图 7-4 展示了条图中图例的注意事项。除了上文所说的位置外,图例的大小也是一个需要注意的问题。在图 7-4A 中,图例的大小相对于条柱的宽度来说太大了,显得十分显眼。因此,笔者将图例方块的大小调整到了与条柱宽度类似的大小(code 7-4,行 2643~2644),整个图形看起来更加协调(图 7-4B)。关于图例的更多设置可以参考 theme()函数和 guides()函数。

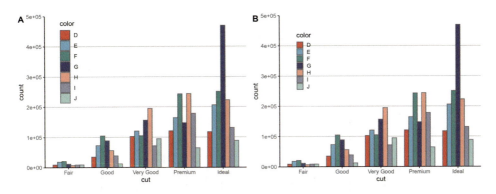

图 7-4　图例大小的设置

```
2622  # code 7-4
2623
2624  p1<-ggplot(dsamp,aes(cut,weight= price,fill= color))+
2625    geom_hline(yintercept= seq(1e5,4e5,1e5),color= 'gray')+
2626    geom_bar(width= 0.8,position= 'dodge',
2627            color= 'gray40',size= .5)+
2628    scale_fill_npg()+
2629    scale_y_continuous(expand= c(0,0),limits= c(0,5e5))+
2630    theme_classic()+
2631    theme(legend.position= c(.12,.7),
2632          legend.background= element_rect(fill= NA,color= NA))
2633
2634  p2<-ggplot(dsamp,aes(cut,weight= price,fill= color))+
2635    geom_hline(yintercept= seq(1e5,4e5,1e5),color= 'gray')+
2636    geom_bar(width= 0.8,position= 'dodge',
2637            color= 'gray40',size= .5)+
2638    scale_fill_npg()+
2639    scale_y_continuous(expand= c(0,0),limits= c(0,5e5))+
2640    theme_classic()+
2641    theme(legend.position= c(.12,.7),
2642          legend.background= element_rect(fill= NA,color= NA),
2643          legend.key.height= unit(.4,'cm'),
```

```
2644            legend.key.width= unit(.4,'cm'))
2645
2646    plot_grid(p1,p2,ncol= 2,labels= LETTERS[1:4],
2647              align= c('v','h'))
```

除了地图以外，一幅图中不建议出现多个图例，否则容易出现信息冗余，且不利于图形阅读。如 code 7-5 和图 7-5 所示，图 A 中的信息就出现了冗余：散点既有颜色映射，又有形状映射，但其实表示的是一件事。图 B 去除了颜色，仅保留了形状；图 C 去除了形状，仅保留了颜色。目的都是一样的，就是为了区分不同的年龄组。

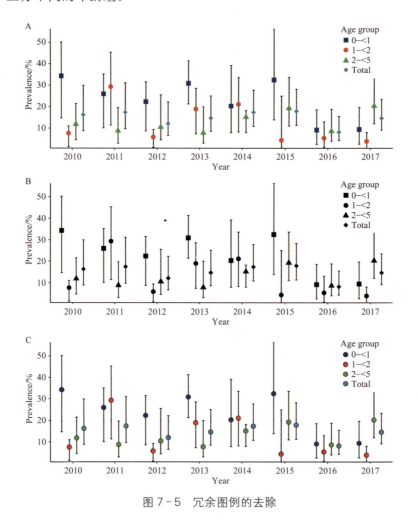

图 7-5　冗余图例的去除

```r
# code 7-5
df<-readxl::read_excel('D:\\code56data.xlsx')

df<-df %>% mutate(
  'Age group'= factor('Age group',
                     levels= c('0- < 1','1- < 2','2- < 5','Total')))

position<-position_dodge(width= .7)
p1<-ggplot(df,aes(x= Year,y= Prevalence,color= 'Age group',
             shape= 'Age group'))+
  geom_errorbar(aes(ymin= lo,ymax= up),color= 'black',
                width= .2,size= .5,
                position= position)+
  scale_y_continuous(expand= c(0,0))+
  geom_point(size= 3,position= position)+
  theme_classic()+
  labs(y= 'Prevalence(%)')+
  scale_color_lancet(name= 'Age group')+
  scale_x_continuous(breaks= 2010:2017,labels= 2010:2017,
                     expand= c(0.02,0.02))+
  scale_shape_manual(values= 15:18)+
  theme(legend.key.size= unit(.45,'cm'),
        legend.key.width= unit(.45,'cm'),
        legend.position= c(.9,.8))

p2<-ggplot(df,aes(x= Year,y= Prevalence,
                  shape= 'Age group'))+
  geom_errorbar(aes(ymin= lo,ymax= up),color= 'black',
                width= .2,size= .5,
                position= position)+
  scale_y_continuous(expand= c(0,0))+
  geom_point(size= 3,position= position)+
  theme_classic()+
  labs(y= 'Prevalence(%)')+
  scale_x_continuous(breaks= 2010:2017,labels= 2010:2017,
                     expand= c(0.02,0.02))+
  scale_shape_manual(name= 'Age group',values= 15:18)+
  theme(legend.key.size= unit(.45,'cm'),
        legend.key.width= unit(.45,'cm'),
        legend.position= c(.9,.8))

p3<-ggplot(df,aes(x= Year,y= Prevalence,
                  fill= 'Age group'))+
  geom_errorbar(aes(ymin= lo,ymax= up),color= 'black',
```

```
2693                    width= .2,size= .5,
2694                    position= position)+
2695        geom_point(color= 'gray20',position= position,
2696                   size= 3,shape= 21)+
2697        scale_y_continuous(expand= c(0,0))+
2698        theme_classic()+
2699        labs(y= 'Prevalence(%)')+
2700        scale_fill_lancet(name= 'Age group')+
2701        scale_x_continuous(breaks= 2010:2017,labels= 2010:2017,
2702                           expand= c(0.02,0.02))+
2703        theme(legend.key.size= unit(.45,'cm'),
2704              legend.key.width= unit(.45,'cm'),
2705              legend.position= c(.9,.8))
2706
2707    plot_grid(p1,p2,p3,ncol= 1,labels= LETTERS[1:3],
2708              align= c('v','h'))
```

7.3 多面板图

多面板图是指在一幅图中出现多个子图。与前文所示的拼图并不一样,多面板图是根据某个分类变量将画布切分成若干小块,在每个小块中分别绘制不同分类水平的数据。

如 code 7-5 和图 7-6 所示,笔者根据 clarity 这个分类变量,将数据进行了面板化(code 7-5,行 2714),每个面板中展示的是在 clarity 某个分类水平下的数据。此处定义的是 3 行 3 列,因为 clarity 有 8 个分类水平,最后一个面板是空白,刚好用来放置图例。不过图 7-6 有一个问题:由于 VS2 这个分类水平下数据值都很大,在Ⅰ1、VVS1、IF 这几个分类水平下,条柱都很低,以至于看不太清楚。假如是为了进行不同分类水平之间的比较,这个图形确实可以做到一目了然地看出孰高孰低。但假如是为了展示每个分类水平下数据的分布,那我们还是采用不同的 y 轴尺度比较好(code 7-6,行 2729;图 7-7)。

```
2710    # code 7-5
2711    ggplot(dsamp,aes(cut,weight= price,fill= color))+
2712        geom_bar(width= 0.8,position= 'dodge',
2713                 color= 'gray40',size= .5)+
```

```
2714    facet_wrap(~ clarity,ncol= 3)+
2715    scale_y_continuous(expand= c(0,0),limits= c(0,2e5))+
2716    scale_fill_npg()+
2717    theme_bw()+
2718    theme(panel.grid.major.x= element_blank(),
2719          panel.grid.minor.y= element_blank(),
2720          strip.background= element_rect(fill= NA),
2721          axis.text.x= element_text(angle= 45,hjust= 1),
2722          legend.position= c(.85,.15))+
2723    guides(fill= guide_legend(ncol= 2))
```

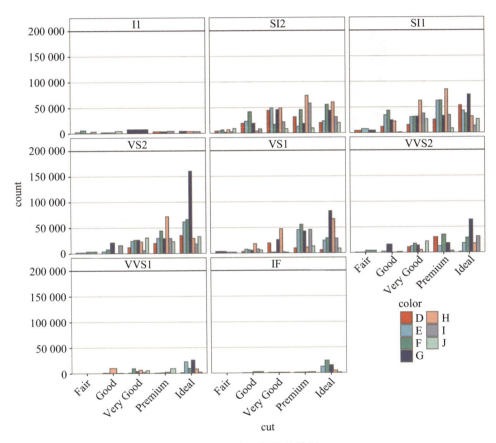

图 7-6　多面板图的绘制

```
2725   # code 7-6
2726   ggplot(dsamp,aes(cut,weight= price,fill= color))+
2727     geom_bar(width= 0.8,position= 'dodge',
2728              color= 'gray40',size= .5)+
```

```
2729    facet_wrap(~ clarity,ncol= 3,scales= 'free_y')+
2730    scale_y_continuous(expand= c(0,0))+
2731    scale_fill_npg()+
2732    theme_bw()+
2733    theme(panel.grid.major.x= element_blank(),
2734          panel.grid.minor.y= element_blank(),
2735          strip.background= element_rect(fill= NA),
2736          axis.text.x= element_text(angle= 45,hjust= 1),
2737          legend.position= c(.85,.15))+
2738    guides(fill= guide_legend(ncol= 2))
```

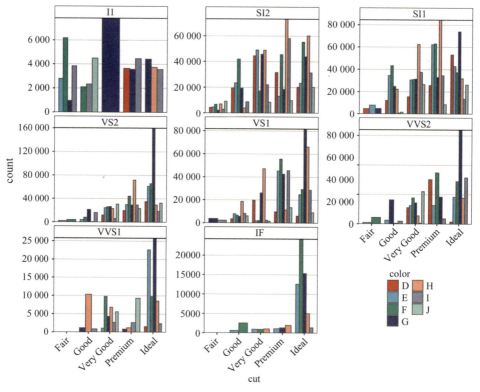

图 7-7　多面板图 y 轴标度的设置

　　图 7-6 和图 7-7 是根据一个变量进行分面的情况，ggplot2 也支持两个变量一起进行份面，即横坐标为一个分类变量，纵坐标为另一个分类变量。这些内容在《R 语言与医学统计图形》中都介绍得很清楚了，在此不再赘述。

7.4 元素大小

图形元素的大小包括散点的大小、条柱的宽度、线条的粗细等。对于如何设置图形元素大小这个问题,并没有统一的答案,唯一的原则就是在当前的图形大小下,使元素看起来更加协调。举几个例子帮助大家理解。

在 code 7-7 对应的图 7-8 中,图 A 是默认的散点大小,由于数据量不大,而散点又太小,整个图形看起来非常空旷。因此,在图 B 中将散点放大 3.5 倍(code 7-7,行 2748),看起来就协调很多。

```
2740  # code 7-7
2741  p1<-ggplot(mtcars,aes(mpg,qsec,fill= factor(cyl)))+
2742    geom_point(shape= 21,color= 'gray50')+
2743    scale_fill_lancet(name= 'cyl')+
2744    theme_test()+
2745    theme(legend.position= c(.15,.8))
2746
2747  p2<-ggplot(mtcars,aes(mpg,qsec,fill= factor(cyl)))+
2748    geom_point(shape= 21,color= 'gray50',size= 3.5)+
2749    scale_fill_lancet(name= 'cyl')+
2750    theme_test()+
2751    theme(legend.position= c(.15,.8))
2752
2753  plot_grid(p1,p2,ncol= 2,labels= LETTERS[1:2],
2754a            lign= c('v','h'))
```

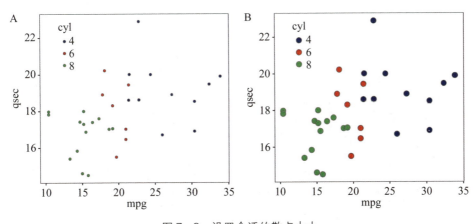

图 7-8 设置合适的散点大小

对于条柱也是一样的(code 7-8;图 7-9)。图 7-9A 中,条柱是默认宽度,绘图空间有限,导致整个图形看起来非常拥挤;图 7-9B 中,将条柱的宽度调整至 0.7(code 7-8,行 2773),使不同的分组之间空出了一些间隙,观感就好很多。

```
2756  # code 7-8
2757  df<-tibble(Age= rep(c('0—19','20—34',
2758                         '35—49','50—64','65+ '),2),
2759              Sex= rep(c('Male','Female'),each= 5),
2760              Values= c(18,21,20,26,29,15,18,15,22,23))
2761
2762  p1<-ggplot(df,aes(Age,weight= Values,fill= Sex))+
2763     geom_hline(yintercept= seq(10,20,10),color= 'gray')+
2764     geom_bar(position= 'dodge',color= 'gray40')+
2765     scale_y_continuous(expand= c(0,0))+
2766     ylab('Values')+
2767     theme_classic()+
2768     scale_fill_jco()+
2769     theme(legend.position= c(.15,.85))
2770
2771  p2<-ggplot(df,aes(Age,weight= Values,fill= Sex))+
2772     geom_hline(yintercept= seq(10,20,10),color= 'gray')+
2773     geom_bar(position= 'dodge',width= 0.7,color= 'gray')+
2774     scale_y_continuous(expand= c(0,0))+
2775     ylab('Values')+
2776     theme_classic()+
2777     scale_fill_jco()+
2778     theme(legend.position= c(.15,.85))
2779  plot_grid(p1,p2,ncol= 2,labels= LETTERS[1:2],
2780            align= c('v','h'))
```

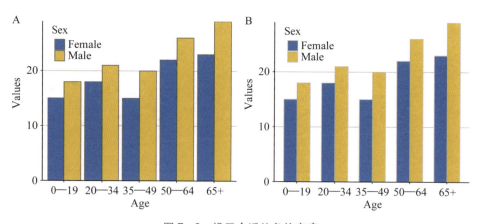

图 7-9 设置合适的条柱宽度

除了上述内容外,还有一个问题需要大家注意:当散点映射 size 属性时,一般需要额外调整一下 size 的取值。在 code 7-9 对应的图 7-10 中,图 A 是默认情形,由于 price 变量取值区间很宽,从 373 到 18 435,我们看到图上的散点大小十分不均匀,有的散点小到几乎看不见,且图例中仅仅展示了 3 个区间点。图 B 中,笔者额外设置了 size 这个属性的标度,将区间点分为 5 个,从 500 到 15 000;为了避免散点的大小差距过大,将散点的取值范围设置为 2~6;再配合图例,我们就能更加清晰地知道具体某个散点的取值了。

```
2782  # code 7-9
2783  p1<-ggplot(dsamp,aes(carat,depth,size= price))+
2784    geom_point(color= 'gray30',fill= '#1a9850',
2785              shape= 21,alpha= .5)+
2786    theme_test()+
2787    theme(legend.position= c(.85,.2))
2788
2789  p2<-ggplot(dsamp,aes(carat,depth,size= price))+
2790    geom_point(color= 'gray30',fill= '#1a9850',
2791              shape= 21,alpha= .5)+
2792    theme_test()+
2793    theme(legend.position= c(.85,.2))+
2794    scale_size_continuous(range= c(2,6),
2795                         breaks= c(500,1 000,5 000,10 000,15 000))
2796
2797  plot_grid(p1,p2,ncol= 2,labels= LETTERS[1:2],
2798           align= c('v','h'))
```

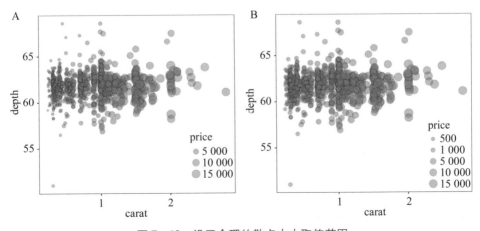

图 7-10 设置合理的散点大小取值范围

第 8 章 其他图形细节修饰

细节修饰贯穿整个绘图过程。前面为大家展示的图形,几乎每一张都可以找到细节修饰的痕迹(包括对背景、坐标轴、元素大小、颜色以及字体大小和颜色等的修饰)。前文笔者说过,细节修饰属于"装修工",它盖不了房子,只能等房子盖好了,再来干点精装修的活,下面就来看看到底如何"精装修"。

具体来说,细节修饰包括:几何对象颜色、大小、形状等属性的修饰;图例的修饰;坐标轴的修饰;标题、坐标轴标签、坐标轴刻度标签等各种文本的修饰;背景修饰。前文中,我们已经反复提及几何对象属性的修饰,多依赖于标度函数来完成。图例和背景的修饰在上一章也粗略地介绍过了。本章主要介绍坐标轴相关的修饰。

坐标轴是构成一幅统计图形的必要元素之一。在默认情况下,ggplot2 会生成一个比例适宜的坐标轴,坐标轴的刻度、标签等看起来都很完美。但是在某些情况下,需要我们对坐标轴进行进一步修饰。

如 code 8-1 和图 8-1 所示,图 A 是默认情况,此时的 x 轴和 y 轴的刻度较少,看起来有些空旷。图 B 对 x 轴和 y 轴的刻度进行了自定义,然后对 y 轴进行了适当的改变。由于 y 轴展示的是率,其单位是‰,我们可以在画图的时候把原始数据除以 100,然后用百分数为 y 轴的刻度打标签(code 8-1,行 2834)。

```
2800    # code 8-1
2801    df<-readxl::read_excel('D:\\code56data.xlsx')
2802    df<-df %>%
2803      mutate('Age group'= factor('Age group',
2804                     levels= c('0- < 1','1- < 2','2- < 5','Total')))
2805
2806    position<-position_dodge(width= .7)
2807    p1<-ggplot(df,aes(x= Year,y= Prevalence,
2808                   color= 'Age group'))+
```

```
2809    geom_errorbar(aes(ymin= lo,ymax= up,group= 'Age group'),
2810                  color= 'black',
2811                  width= .2,size= .5,position= position)+
2812    geom_point(size= 3,position= position)+
2813    theme_classic()+
2814    labs(y= 'Prevalence(% )')+
2815    scale_color_lancet(name= 'Age group')+
2816    theme(legend.key.size= unit(.45,'cm'),
2817          legend.key.width= unit(.45,'cm'),
2818          legend.position= c(.9,.8))
2819
2820    p2<-ggplot(df,aes(x= Year,y= Prevalence/100,
2821                color= 'Age group',))+
2822    geom_errorbar(aes(ymin= lo/100,ymax= up/100,
2823                  group= 'Age group'),
2824                  color= 'black',
2825                  width= .2,size= .5,
2826                  position= position)+
2827    geom_point(size= 3,position= position)+
2828    theme_classic()+
2829    labs(y= 'Prevalence')+
2830    scale_color_lancet(name= 'Age group')+
2831    scale_x_continuous(breaks= 2010:2017,labels= 2010:2017,
2832                       expand= c(0.02,0.02))+
2833    scale_y_continuous(breaks= seq(0.1,0.5,.1),
2834                       labels= scales::percent)+
2835    scale_shape_manual(values= 15:18)+
2836    theme(legend.key.size= unit(.45,'cm'),
2837          legend.key.width= unit(.45,'cm'),
2838          legend.position= c(.9,.8))
2839    plot_grid(p1,p2,ncol= 1,labels= LETTERS[1:2],
2840              align= c('v','h'))
```

大家在使用 scale 函数自定义坐标轴的时候一定要注意一点,即离散变量和连续型变量构成的坐标轴,其标度函数是不同的,不可混用。此外,标度函数还能用来改变坐标轴的位置,设置取值范围等,这些细节在前面的代码中都有体现。这里只给大家介绍一种应用,即双坐标图(如图 8-2 所示)。

图 8-2 中,除了一条 x 轴以外,左右两边各有一条 y 轴,分别表示不同的变量信息。ggplot2 中,我们可以利用标度函数生成两条纵轴或者两条横轴。如 code 8-2 和图 8-3 所示。

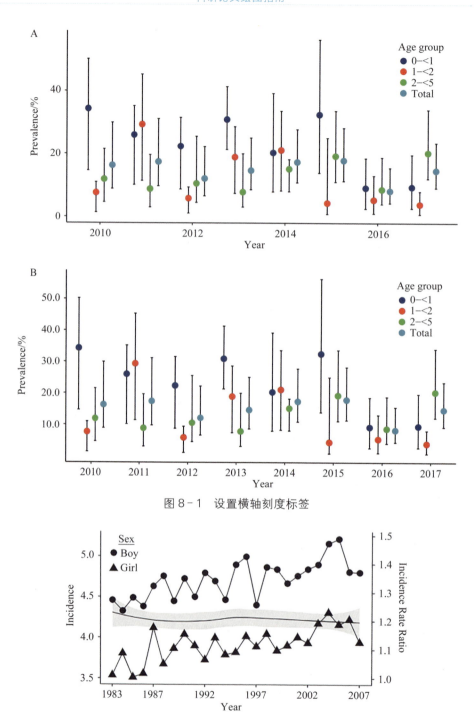

图 8-1 设置横轴刻度标签

图 8-2 论文中的双纵坐标轴图

引自：LIU Z, YANG Q, CAI N, et al. Enigmatic differences by sex in cancer incidence: evidence from childhood cancers [J]. Am J Epidemiol, 2019, 188(6): 1130-1135.

```
# code 8-2
set.seed(2019)
df<-tibble(year= rep(2000:2009,2),
           sex= rep(c('Male','Female'),each= 10),
           incidence= c(rnorm(10,20,2),rnorm(10,13,2)),
           irr= c(abs(rnorm(10,1.5,0.1)),rep(NA,10)))

ggplot(df,aes(year,incidence))+
  geom_smooth(aes(year,irr* 10),color= 'blue',alpha= .3)+
  geom_line(aes(group= sex),color= 'black')+
  geom_point(aes(fill= sex),color= 'black',size= 3,shape= 21)+
  scale_fill_lancet()+
  theme_bw()+ ylab('Incidence')+ xlab('Year')+
  theme(legend.position= c(.15,.1),
        axis.text= element_text(colour= 'black',size= 11),
        axis.title= element_text(colour= 'black',size= 11))+
  scale_y_continuous(
    sec.axis= sec_axis(~ ./10,name= 'Incidence Rate Ratio'))+
  scale_x_continuous(breaks= 2000:2009)
```

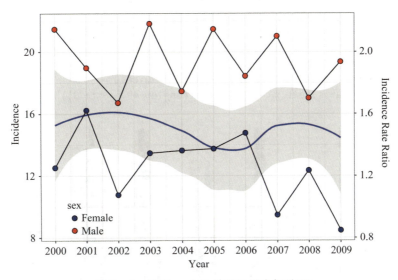

图 8-3 使用 ggplot2 绘制双纵坐标轴图

绘制双坐标刻度时，最重要的一点是让左右两个坐标轴对应的变量数据能在一张图上体现。当前的数据中，由于 irr 取值在 1.5 左右，而 incidence 的取值为 10～20，因此两者之间相差约 10 倍，所以在绘制蓝色的平滑曲线时，将 irr×10(code 8-2,行 2850)，然后在添加第二条纵轴的时候，再把数值除以 10

(code 8-2,行 2859)。

除了利用标度函数调整坐标轴外,theme()函数可以对坐标轴的细节进行进一步调节,比如改变坐标轴的颜色,刻度标签的颜色、大小、字体、角度等(code 8-3;图 8-4)。

利用 theme()函数修改细节的时候,唯一需要注意的是不同的对象需要使用不同的函数。比如说我们要修改横轴的刻度标签,它属于文本类型,因此需要使用 element_text()函数;再比如我们要修改背景网格线,它属于线条类型,需要使用函数 element_line();修改图例的背景网格,属于矩形类型,则需要使用函数 element_rect()。如果不需要当前这个对象,可以使用 elemen_blank()函数将其删除。更多细节请参阅函数的帮助文档以及《R 语言与医学统计图形》。

```
2862  # code 8-3
2863  ggplot(dsamp,aes(cut,price,fill= color))+
2864    geom_bar(stat= 'identity',size= .5,
2865          width= .7,position= 'dodge')+
2866    theme_classic()+
2867    scale_y_continuous(expand= c(0,0))+
2868    scale_fill_npg()+
2869    theme(axis.text= element_text(size= 12,color= 'black'),
2870        axis.text.x= element_text(angle= 45,hjust= 1))
```

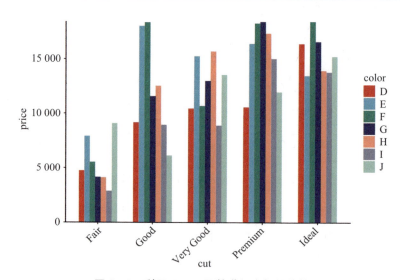

图 8-4 利用 theme 函数进行坐标轴修饰

第 9 章　图形拼接与导出

组合图在科研论文中十分常见，作者通常将同一部分的图形组合到一张图上。这样做的好处是它不仅可以节省图表的数目以满足多数杂志的要求，而且可以使文章的意思更加连贯。将图形组合到一起，就涉及图形拼接的问题。R 语言中提供了几个不错的 R 包供我们使用，比如 cowplot 和 patchwork。本章主要为大家介绍这两个包。

9.1　利用 cowplot 包进行图形对齐与拼接

cowplot 包提供了非常多的图形组合功能，包括图形的对齐、拼接、"占地面积"分配及子母图等。下面以实例给大家做简单的演示。

在 ggplot2 中，每一个图形不再是图形，而是一个 ggplot 对象。而这个 ggplot 对象是基于 grid 生成的。因此，我们可以在 grid 的基础上，对这个对象进行对齐与拼接。为什么要对齐？这是因为在绘图的时候，ggplot2 会根据我们所提供的数据，智能地帮助我们添加坐标轴，包括坐标轴的标签、刻度、背景网格线的刻度等，当数据发生变化时，坐标轴的这些元素也会发生改变（code 9-1；图 9-1）。

```
2872  # code 9-1
2873  p1<-ggplot(mtcars,aes(mpg,disp))+
2874    geom_point()+
2875    theme_minimal_grid(14)+
2876    panel_border(color= "black")
2877  p2<-ggplot(mtcars,aes(mpg,qsec))+
2878    geom_point()+
2879    theme_minimal_grid(14)+
2880    panel_border(color= "black")
2881
```

```
2882    p3<-plot_grid(p1,p2,ncol= 1,align= 'v')
2883    p4<-plot_grid(p1,p2,ncol= 1)
2884    plot_grid(p4,p3,ncol= 2)
```

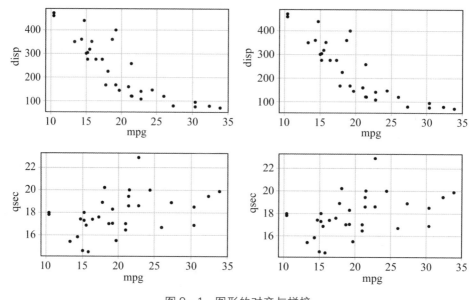

图 9-1　图形的对齐与拼接

图 9-1 中,左边的两张图虽然横轴完全一样,但是由于纵轴不同,所以你看到网格线并没有完全对齐;而右边的两张图,由于使用了 align="v"参数,所以图形在纵向上是完全对齐的。当然,除了纵向对齐,水平方向也是可以对齐的。

了解完对齐的意义后,就轮到拼接了。拼接其实很简单,无非就是让几个不同的 ggplot 对象在当前的画布上"排排坐"。最常见的有横向排列和纵向排列。当然也可以"横向+纵向",也可以拼接之后再拼接(code 9-2;图 9-2)。图 9-2 中,图 A 虽然有 3 个"板块",但是属于一个对象,因为它是根据 Species 这个分类变量划分的版面图(code 9-2,行 2903)。拼图的过程中,是先将 p1 和 p2 拼接在一起后,再与 p3 进行拼接。

```
2887    # code 9-2
2888    p1<-ggplot(iris,aes(Sepal.Length,fill= Species))+
2889        geom_density(alpha= 0.5)+
2890        scale_y_continuous(expand= expand_scale(mult= c(0,0.05)))+
```

```
2891    theme_minimal_hgrid(12)+
2892    theme(legend.position= c(.75,.85))
2893
2894 p2<-ggplot(iris,aes(Sepal.Length,Sepal.Width,
2895                    color= Species))+
2896    geom_point(size= 3)+
2897    theme_minimal_grid(12)+
2898    theme(legend.position= c(.75,.85))
2899
2900
2901 p3<-ggplot(iris,aes(Sepal.Length,Sepal.Width))+
2902    geom_point(size= 2)+
2903    facet_wrap(~ Species,ncol= 3)+
2904    theme_bw()+
2905    theme(strip.background= element_rect(fill= NA))
2906
2907 plot_grid(p3,plot_grid(p1,p2,labels= c('B','C')),ncol= 1,
2908          labels= c('A',''))
```

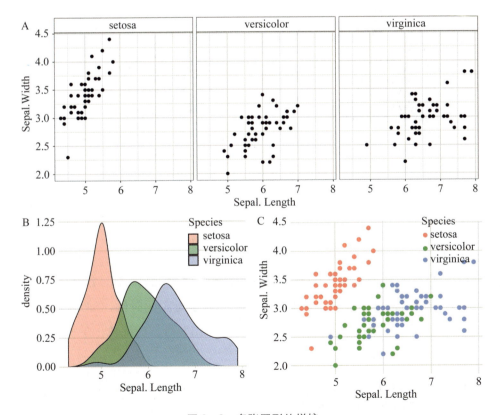

图 9-2 多张图形的拼接

在进行图形拼接的时候,也可以自定义每张子图的占地面积比例(code 9-3;图 9-3)。图 9-3 中定义的两张子图的宽度比为 1∶2。

```
2910  # code 9-3
2911  p1<-ggplot(iris,aes(Sepal.Length,fill= Species))+
2912    geom_density(alpha= 0.5)+
2913    scale_y_continuous(expand= expand_scale(mult= c(0,0.05)))+
2914    theme_minimal_hgrid(12)+
2915    theme(legend.position= c(.75,.85))
2916
2917  p2<-ggplot(iris,aes(Sepal.Length,Sepal.Width,
2918                     color= Species))+
2919    geom_point(size= 3)+
2920    theme_minimal_grid(12)+
2921    theme(legend.position= c(.75,.85))
2922  plot_grid(p1,p2,labels= 'AUTO',rel_widths= 1∶2,align= 'h')
```

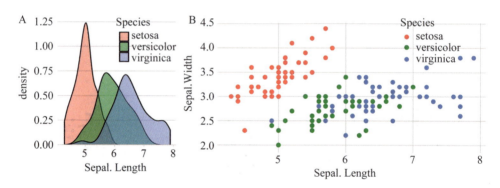

图 9-3　定义图形的宽度比例

cowplot 包还支持在当前图形上进行子图的拼接。子母图在科研论文中也很常见,通常主版面由主图占据,为了更好地解释或者展示结果,也会在主版面的空白位置添加一幅子图(如 code 9-4;图 9-4)。code 9-4,行 2937 出现了 4 个 0.5,前两个 0.5 代表子图坐标原点的位置,即(0.5, 0.5),后两个 0.5 代表子图相对于母图的长度和宽度。绘制子母图的时候,有两点需要注意:一是子图一定不能遮盖母图的信息;二是子图和母图的配色尽量使用同一色系,避免造成过大的反差。

```
2924  # code 9-4
2925  p1<-ggplot(mpg,aes(drv))+
```

```
2926     geom_bar(fill= 'skyblue')+
2927     scale_y_continuous(expand= expand_scale(mult= c(0,0.05)))+
2928     theme_minimal_hgrid(12)+
2929     theme(legend.position= c(.75,.85))
2930
2931  p2<-ggplot(mpg,aes(displ,cty))+
2932     geom_point(size= 3,color= '#3e64ef')+
2933     theme(legend.position= c(.75,.85))+
2934     theme_classic()
2935
2936  ggdraw(p2)+
2937     draw_plot(p1,.5,.5,.5,.5)+
2938     draw_plot_label(label= c('a','b'),x= c(0,.5),y= c(1,1))
```

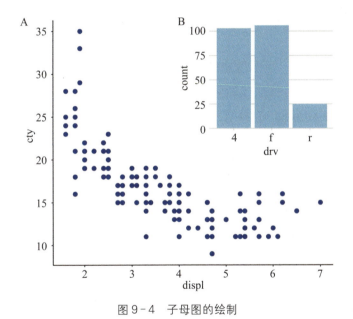

图 9-4　子母图的绘制

关于 cowplot 包的最后一个问题是如何让拼接在一起的图形享有共同的标题或者图例。其实原理跟拼图一样，无非就是把图形的 title 或者 legend 当作一个图形对象进行拼接。code 9-5 和图 9-5 展示了共同标题的绘制；code 9-6 和图 9-6 展示了共同图例的绘制。

```
2940  # code 9-5
2941  p1<-ggplot(iris,aes(Sepal.Length,fill= Species))+
2942     geom_density(alpha= 0.5)+
```

```
2943    scale_y_continuous(expand= expand_scale(mult= c(0,0.05)))+
2944    theme_minimal_hgrid(12)+
2945    theme(legend.position= c(.75,.85))
2946
2947 p2<-ggplot(iris,aes(Sepal.Length,Sepal.Width,
2948                    color= Species))+
2949    geom_point(size= 3)+
2950    theme_minimal_grid(12)+
2951    theme(legend.position= c(.75,.85))
2952
2953 plots<-plot_grid(p1,p2)
2954 title<-ggdraw()+ draw_label(label= 'This is the shared title',
2955                    x= 0,hjust= - 0.1,size= 18)
2956
2957 plot_grid(
2958    title,plots,
2959    ncol= 1,
2960    rel_heights= c(0.1,1)
2961 )
```

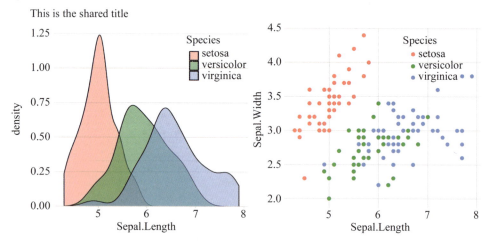

图 9-5　共同标题的绘制

在图 9-5 中,左上角出现了一个共有的标题。这一任务主要分为 3 个步骤:第一步,将图形拼接起来(code 9-5,行 2953);第二步,生成一个共同的标题对象(code 9-5,行 2954~2955);第三步,按照拼图的做法,将图形和标题拼接在一起。为了使标题和图形看起来协调,还需要设置两个对象各自的"占地面积"比例。此处由于是纵向排列,需要设置的是相对的高度(code 9-5,行 2960)。

```
2962  # code 9-6
2963  set.seed(2019)
2964  dsamp<-diamonds[sample(nrow(diamonds),1000),]
2965  p1<-ggplot(dsamp,aes(carat,price,fill= cut))+
2966    geom_point(size= 3,shape= 21,color= 'gray30')+
2967    theme_classic()+
2968    scale_fill_lancet()
2969
2970  p2<-ggplot(dsamp,aes(depth,price,fill= cut))+
2971    geom_point(size= 3,shape= 21,color= 'gray30')+
2972    theme_classic()+
2973    scale_fill_lancet()+
2974    theme(legend.position= 'none')
2975
2976  legend<-get_legend(p1)
2977
2978  plot_grid(plot_grid(p1+ theme(legend.position= 'none'),p2,
2979                      labels= 'auto'),
2980            legend,
2981            rel_widths= c(2,0.2))
```

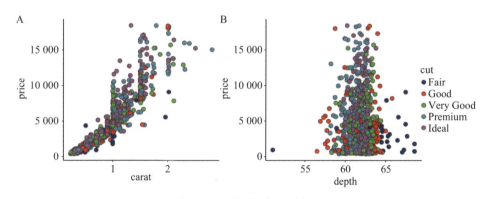

图 9-6　共同图例的绘制

code 9-6 中，共同图例来自于 get_legend() 函数，笔者利用这个函数从 p1 中提取了它的图例（前提是该图形有图例）。而 p2 在绘图的时候就把图例去掉了，因此不能用它来提取图例。在拼图的时候，由于有共同图例的存在，p1 的图例必须去除（code 9-6，行 2978）。然后对 p1、p2 和图例进行拼接即可。值得注意的是，cowplot 包不仅接受 ggplot2 对象，R 语言基础绘图包以及 lattice 包绘制出的图形也可以被拿来一起拼接，因为这些包都是 grid 的产物。

9.2 利用 patchwork 包进行图形拼接

cowplot 包已经够"牛"(cow)了,而 patchwork 包也不落下风,其在拼图方面甚至更胜一筹。patchwork 更接近于 layout 的风格(关于 layout,可以参考《R 语言于医学统计图形》),它可以把画布切分成不同的小区域,然后在每一个小区域中放置图形,比 cowplot 包更加灵活。

第一次使用 patchwork 包的时候,笔者觉得它的语法有点奇怪。拼图拼得很"肆意妄为",甚至还能使用一些 ggplot2 中不允许的语法,比如 code 9-7。将两个 ggplot 对象直接用"+"连接,竟然能达到拼图的效果(图 9-7)。

```
2983  # code 9-7
2984  devtools::install_github("thomasp85/patchwork")
2985  library(patchwork)
2986
2987  ggplot(dsamp,aes(carat,price,fill= cut))+
2988    geom_point(size= 3,shape= 21,color= 'gray30')+
2989    theme_classic()+
2990    scale_fill_lancet()+
2991    theme(legend.position= 'none')+
2992  ggplot(dsamp,aes(depth,price,fill= cut))+
2993    geom_point(size= 3,shape= 21,color= 'gray30')+
2994    theme_classic()+
2995    scale_fill_lancet()
```

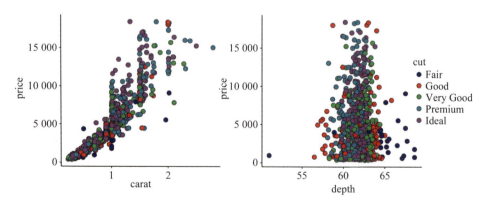

图 9-7 利用图层叠加的方式进行图形拼接

patchwork 包最强大的地方在于多层嵌套拼图，可以像裁缝一样随意地切分画布，然后填充各种不同样式的图形。在下面的代码中，若出现任何"奇怪"的语法，都不要惊讶，这就是 patchwork 功能的强大之处。

code 9-8，行 3019 对应图 9-8；行 3021 对应图 9-9；行 3023~3028 对应图 9-10。

```
2997  # code 9-8
2998  p1<-ggplot(dsamp,aes(carat,price,fill= cut))+
2999    geom_point(size= 3,shape= 21,color= 'gray30')+
3000    theme_test()+
3001    scale_fill_npg()+
3002    theme(legend.position= 'none')
3003
3004  p2<-ggplot(dsamp,aes(cut,price,fill= color))+
3005    geom_hline(yintercept= c(5000,1e4,1.5e4),color= 'gray50')+
3006    geom_bar(stat= 'identity',width= .7,position= 'dodge')+
3007    theme_classic()+
3008    scale_y_continuous(expand= c(0,0))+
3009    scale_fill_npg()
3010
3011  p3<-ggplot(dsamp,aes(cut,depth))+
3012    geom_violin()+
3013    theme_test()
3014
3015  p4<-ggplot(dsamp,aes(carat,price))+
3016    geom_smooth()+
3017    theme_bw()
3018
3019  (p2+ (p1+ p3)+ p4+ plot_layout(ncol= 1))
3020
3021  (p1|p4|p3)/p2
3022
3023  p2+ {
3024    p1+ {
3025      p4+ p3+ plot_layout(ncol= 1)
3026    }
3027  }+
3028    plot_layout(ncol= 1)
```

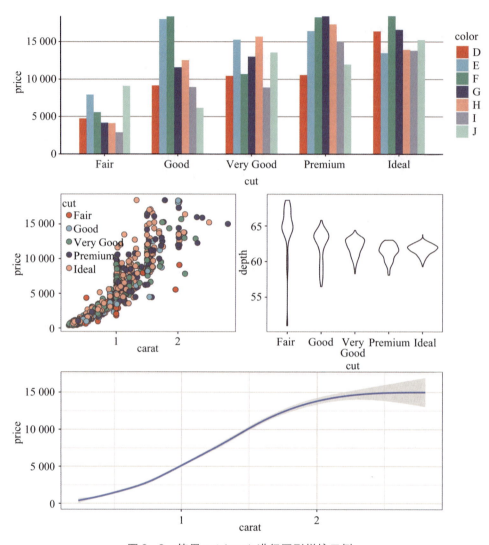

图9-8 使用patchwork进行图形拼接示例一

相信大家已经见识到patchwork的灵活性了。具体代码就不解释了。大家在进行拼图的时候一定要注意至少两点：第一，按照图形的特点进行排列，比如图9-10中，条形图很宽，那就让它单独占据一行，但假如你让散点图也单独占据一行，会显得很不协调；第二，不同子图的配色方案最好一致。

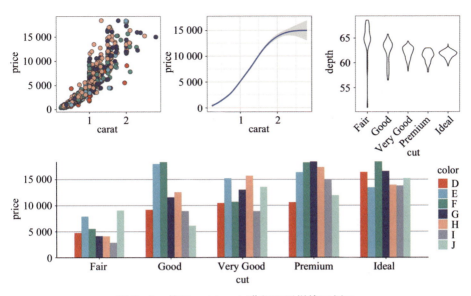

图 9-9 使用 patchwork 进行图形拼接示例二

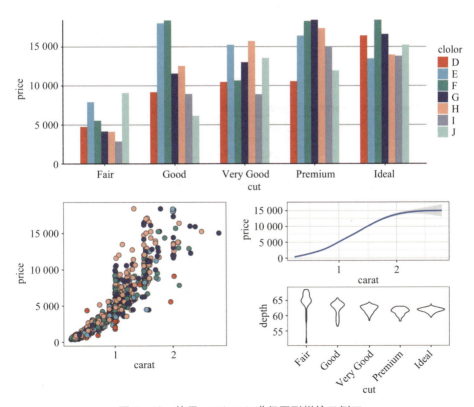

图 9-10 使用 patchwork 进行图形拼接示例三

9.3 高质量图形的导出

本章的最后需要介绍一下如何从 R 语言中导出高质量的图形，用于科技期刊的发表。首先，大家需要知道一点，对于大多数图形来说，其格式分为两类：第一类是位图，即常见的 jpg、png、tiff 等格式；第二类是矢量图，如 pdf、eps、svg 等格式。前者有分辨率高低之分，大多数杂志要求的 300 dpi（每英寸点数）；而后者是不存在分辨率一说的。

如今大部分的杂志接受 pdf、eps、tiff 或者 jpg 格式的图形。R 语言中，我们可以利用 Rstudio 的绘图窗口导出大小比例适宜的图形，但是此处难以修改图形的分辨率，因此一般推荐导出 pdf。而图形导出的时候，大家一定要格外关注图形的大小，即宽度和高度，因为不同的大小直接影响图形上元素的整体观感。有一个小诀窍：大家可以利用 Rstudio 的绘图窗口，手动调整窗口大小，至图形比例适宜为止，然后以当前大小，直接从 Export 菜单中导出，如图 9-11 和图 9-12 所示。

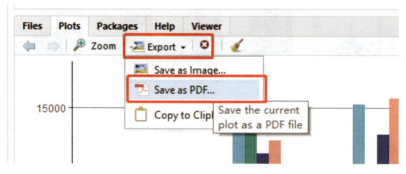

图 9-11　在 Rstudio 中导出 pdf 图形

也可以从导出图片窗口中导出 EPS 或 SVG 格式的图形（在 Save as Image 菜单中选择 SVG 或 EPS 格式）。

除了利用这种方法导出不考虑分辨率的矢量图，我们也可以利用 Cairo 包或者 ggsave() 函数导出具有目标分辨率的图形。当然，export 包也是个很好的选择，这个包不仅支持图形导出为图片形式，还支持将图片导出为 pptx、docx 等格式！

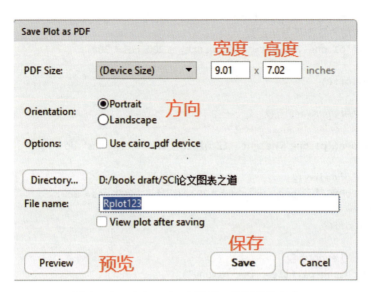

图 9-12　在 Rstudio 中设置 pdf 图形的大小

Cairo 是一个 2D 图形库，支持多种输出设备。目前支持的输出目标包括 X Window、Quartz、Win32、image.buffers、PostScript、PDF 和 SVG 文件输出。主要优点：在 X、Win32、Quartz 的基础上统一了图形库的操作方式，同时支持 PS、PDF、SVG、PNG/JPEG 等图像格式的输出，方便页面的再次利用，在 glitz 的支持下支持部分 3D 效果。

在 R 语言中，我们可以使用 install.packages('Cairo')代码下载该包。注意，在 Windows 系统中，我们使用 library('Cairo')调用该包不会出现任何问题，但是在 Mac OS 系统中，会出现错误信息。这是因为 Mac OS 缺少一个图形工具 XQuartz。使用 Mac 的读者只需要在其官网（https://www.xquartz.org/）下载该软件，并安装至计算机即可，然后重新启动电脑，就不会有任何问题了。

使用 Cairo 包最大的优势在于：将位图放大一定比例后，无论是散点还是线条，都不会看到锯齿。code 9-9 为大家展示了这几种方法最基本的用法。

```
3029  # code 9-9
3030  p1<-ggplot(dsamp,aes(carat,price,fill= cut))+
3031    geom_point(size= 3,shape= 21,color= 'gray30')+
3032    theme_test()+
3033    scale_fill_npg()+
```

```
3034     theme(legend.position= 'none')
3035 # 使用内置图形导出函数
3036 png('p1.png',height= 1200,width= 1200,res= 300)
3037 p1
3038 dev.off()
3039
3040 # 使用 ggsave()函数
3041 p1
3042 ggsave('p1.png',height= 12,width= 12,units= 'cm',dpi= 300)
3043
3044 # 使用 Cairo 包
3045 CairoPNG('p1.png',height= 1200,width= 1200,res= 300)
3046 p1
3047 dev.off()
3048
3049 # 使用 export 包
3050 graph2png(p1,file= 'D:\\p1.png')
```

图书在版编目(CIP)数据

科研论文绘图指南/陈兴栋,张铁军,刘振球编著. —上海:复旦大学出版社,2024.3
ISBN 978-7-309-15945-5

Ⅰ.①科… Ⅱ.①陈… ②张… ③刘… Ⅲ.①论文-写作-指南 Ⅳ.①H052-62

中国版本图书馆 CIP 数据核字(2021)第 183638 号

科研论文绘图指南
陈兴栋　张铁军　刘振球　编著
责任编辑/张　怡

复旦大学出版社有限公司出版发行
上海市国权路 579 号　邮编：200433
网址：fupnet@fudanpress.com　http://www.fudanpress.com
门市零售：86-21-65102580　　团体订购：86-21-65104505
出版部电话：86-21-65642845
上海盛通时代印刷有限公司

开本 787 毫米×1092 毫米　1/16　印张 12.5　字数 198 千字
2024 年 3 月第 1 版
2024 年 3 月第 1 版第 1 次印刷

ISBN 978-7-309-15945-5/H·3127
定价：88.00 元

如有印装质量问题,请向复旦大学出版社有限公司出版部调换。
版权所有　侵权必究